全国高等中医药教育规划教材

全国中医药行业高等教育"十五五"创新教材

中医经典备要

（供中医学类、中西医结合类等相关专业用）

主　编　盖沂超　王慧峰　陈文慧

全国百佳图书出版单位

中国中医药出版社

·北 京·

图书在版编目（CIP）数据

中医经典备要 / 盖沂超，王慧峰，陈文慧主编 .
北京：中国中医药出版社，2025.8. --（全国高等中医
药教育规划教材）（全国中医药行业高等教育"十五五"
创新教材）.
ISBN 978-7-5132-9590-1

Ⅰ . R2-5

中国国家版本馆 CIP 数据核字第 2025AP9961 号

中国中医药出版社出版

北京经济技术开发区科创十三街 31 号院二区 8 号楼
邮政编码　100176
传真　010-64405721
河北品睿印刷有限公司印刷
各地新华书店经销

开本 787×1092　1/16　印张 7.5　插页 5　字数 277 千字
2025 年 8 月第 1 版　2025 年 8 月第 1 次印刷
书号　ISBN 978 - 7 - 5132 - 9590 - 1

定价　59.00 元
网址　www.cptcm.com

服 务 热 线　010-64405510
购 书 热 线　010-89535836
维 权 打 假　010-64405753

微信服务号　zgzyycbs
微商城网址　https://kdt.im/LIdUGr
官 方 微 博　http://e.weibo.com/cptcm
天猫旗舰店网址　https://zgzyycbs.tmall.com

如有印装质量问题请与本社出版部联系（010-64405510）

全国高等中医药教育规划教材
全国中医药行业高等教育"十五五"创新教材

《中医经典备要》编委会

前 言

　　中医经典是中医学的奠基之作，是学习中医的必读典籍，对构建中医学理论框架和提升临床诊疗能力有着重要指导作用。党的二十大报告中明确指出要"促进中医药传承创新发展，推进健康中国建设"，在继承并弘扬中医药文化，持续提高公民中医药健康文化素养方面，中医经典具有不可取代的重要作用；国务院办公厅印发的《"十四五"中医药发展规划》中亦明确了学习中医经典对培养中医人才的必要性。国家中医药高等教育以内经选读、伤寒论选读、金匮要略选读、温病学为中医学类本科专业人才培养的核心课程，合而称之为中医经典课程。

　　中医经典原文较为庞杂，初学者难以找到其中的重点和关键，为此我们组织了一批长期从事中医经典课程教学的教师和具有较高中医经典素养的临床中医师，精选中医执业医师资格考试及各级中医经典等级考试中涉及《黄帝内经》（简称《内经》）、《伤寒论》、《金匮要略》、《温热论》、《湿热病篇》、《温病条辨》、《温疫论》、《广瘟疫论》、《三时伏气外感篇》、《外感温病篇》、《伤寒温疫条辨》中的核心原文，以供初步学习中医经典及需要参加各类中医经典等级考试的人群诵读记忆使用，并在原文之后编写了相应的知识要点以助理解。原文后的⑭代表该条文属于中医学类、中西医结合类执业医师资格考试范畴，⑭代表该条文属于全国中医药经典能力等级考试一类原文范畴，⑭代表该条文属于西部高校联盟中医经典知识等级考试三级原文范畴。

　　中医经典的学习必须以核心原文的背诵记忆为基础，为了帮助学者能更好地记忆经典原文，本编委会根据艾宾浩斯遗忘曲线及闪卡（Flashcard）功能专门编写了《伤寒论》及《金匮要略》的原文记忆手册，并附有相关电子资源，希望能给大家提供便利。

中医经典内容博大精深，由于编者水平所限，在编写过程中难免存在不足之处，敬请各位专家、读者提出宝贵意见，以便今后修订完善。

《中医经典备要》编委会

2025 年 5 月

目　录

《黄帝内经》篇 …………………… 1

《黄帝内经素问》 ………………… 1

上古天真论 ………………… 1

四气调神大论 ……………… 2

生气通天论 ………………… 2

金匮真言论 ………………… 3

阴阳应象大论 ……………… 4

灵兰秘典论 ………………… 5

六节藏象论 ………………… 6

五脏别论 …………………… 6

异法方宜论 ………………… 7

汤液醪醴论 ………………… 7

脉要精微论 ………………… 8

平人气象论 ………………… 9

玉机真脏论 ………………… 9

经脉别论 …………………… 9

宣明五气 …………………… 10

通评虚实论 ………………… 10

太阴阳明论 ………………… 10

热论 ………………………… 11

评热病论 …………………… 12

咳论 ………………………… 13

举痛论 ……………………… 13

风论 ………………………… 13

痹论 ………………………… 13

痿论 ………………………… 14

水热穴论 …………………… 15

调经论 ……………………… 15

标本病传论 ………………… 16

六微旨大论 ………………… 16

五常政大论 ………………… 16

六元正纪大论 ……………… 17

至真要大论 ………………… 17

《灵枢经》 ………………………… 18

本输 ………………………… 18

本神 ………………………… 19

营卫生会 …………………… 20

决气 ………………………… 20

本脏 ………………………… 21

五色 ………………………… 21

天年 ………………………… 22

百病始生 …………………… 22

刺节真邪 …………………… 22

大惑论 ……………………… 23

《伤寒论》篇 ……………………… 24

辨太阳病脉证并治 ………… 24

辨阳明病脉证并治 ………… 42

辨少阳病脉证并治 ………… 46

辨太阴病脉证并治 …………… 47
辨少阴病脉证并治 …………… 48
辨厥阴病脉证并治 …………… 51
辨霍乱病脉证并治 …………… 53
辨阴阳易差后劳复病脉证并治 … 54

《金匮要略》篇 …………… 55
脏腑经络先后病脉证 …………… 55
痉湿暍病脉证治 …………… 56
百合狐蟚阴阳毒病脉证治 …… 58
疟病脉证并治 …………… 59
中风历节病脉证并治 …………… 59
血痹虚劳病脉证并治 …………… 60
肺痿肺痈咳嗽上气病脉证并治 … 63
奔豚气病脉证治 …………… 64
胸痹心痛短气病脉证治 …………… 65
腹满寒疝宿食病脉证治 …………… 66
五脏风寒积聚病脉证并治 …… 68
痰饮咳嗽病脉证并治 …………… 69
消渴小便不利淋病脉证并治 … 72
水气病脉证并治 …………… 73
黄疸病脉证并治 …………… 75
惊悸吐衄下血胸满瘀血病脉
证治 …………… 77
呕吐哕下利病脉证治 …………… 78
疮痈肠痈浸淫病脉证并治 …… 80

妇人妊娠病脉证并治 …………… 81
妇人产后病脉证治 …………… 83
妇人杂病脉证并治 …………… 84

温病学篇 …………… 86
《温热论》 …………… 86
《湿热病篇》 …………… 91
《温病条辨》 …………… 94
上焦篇 …………… 94
中焦篇 …………… 100
下焦篇 …………… 104
杂说 治病法论 …………… 107
《温疫论》 …………… 107
《广瘟疫论》 …………… 109
《三时伏气外感篇》 …………… 109
《外感温病篇》 …………… 110
《伤寒温疫条辨》 …………… 110

主要参考书目 …………… 112

附：《伤寒杂病论》记忆手册 … 113
39 天背诵打卡计划
（《伤寒论》） …………… 113
任务日程 …………… 121
39 天背诵打卡计划
（《金匮要略》） …………… 151
任务日程 …………… 159

《黄帝内经》篇 ▷▷▷▷

《黄帝内经素问》

上古天真论

上古之人，其知道者，法于阴阳，和于术数，食饮有节，起居有常，不妄作劳，故能形与神俱，而尽终其天年，度百岁乃去。今时之人不然也，以酒为浆，以妄为常，醉以入房，以欲竭其精，以耗散其真，不知持满，不时御神，务快其心，逆于生乐，起居无节，故半百而衰也。（1）执国西

【知识要点】原文通过对比古今的不同养生效果，阐述养生的意义；提出了五种养生方法（法于阴阳、和于术数、食饮有节、起居有常、不妄作劳）；强调"形与神俱"对养生的重要性。

夫上古圣人之教下也，皆谓之虚邪贼风，避之有时，恬惔虚无，真气从之，精神内守，病安从来。（2）执国

【知识要点】原文提出养生的基本原则：一是顺应四时，外避邪气。对外要效法天地阴阳，顺应四时变化，避免外邪的侵袭，即"虚邪贼风，避之有时"。二是调养精神，保养正气。对内要调养精神情志，避免过度的刺激，从而保养人体正气，抵御外邪，即"恬惔虚无""真气从之""精神内守"。

帝曰：人年老而无子者，材力尽耶？将天数然也？岐伯曰：女子七岁肾气盛，齿更发长。二七而天癸至，任脉通，太冲脉盛，月事以时下，故有子。三七肾气平均，故真牙生而长极。四七筋骨坚，发长极，身体盛壮。五七阳明脉衰，面始焦，发始堕。六七三阳脉衰于上，面皆焦，发始白。七七任脉虚，太冲脉衰少，天癸竭，地道不通，故形坏而无子也。丈夫八岁肾气实，发长齿更。二八肾气盛，天癸至，精气溢泻，阴阳和，故能有子。三八肾气平均，筋骨劲强，故真牙生而长极。四八筋骨隆盛，肌肉满壮。五八肾气衰，发堕齿槁。六八阳气衰竭于上，面焦，发鬓颁白。七八肝气衰，筋不能动，天癸竭，精少，肾脏衰，形体皆极。八八则齿发去。肾者主水，受五脏六腑之精而藏之，故五脏盛，乃能泻。今五脏皆衰，筋骨解堕，天癸尽矣，故发鬓白，身体重，行步不正，而无子耳。（3）国西

【知识要点】原文围绕生殖功能的盛衰周期论述男女不同年龄阶段生长壮老的生命变化规律，解释了肾与生长发育和生殖的关系。女子的七至二七，男子的八至二八，为生长发育期，表现为齿更发长，天癸发育日渐成熟，女子月事应时而下，男子开始有排精现象，具备生殖功能。女子的三七至四七，男子的三八至四八，为壮盛期，主要表现为牙齿生长齐全，筋骨坚强，体格壮盛，发长极。女子的五七至七七，男子的五八至八八，为衰退期，主要表现为阳明脉气、肾气渐衰，面色逐渐憔悴，发枯白、脱落，天癸渐竭，精气渐亏，最终丧失生殖能力。须注意，人体生长发育的物质基础是肾精，肾主要通过天癸来调控生殖功能。

四气调神大论

夫四时阴阳者，万物之根本也，所以圣人春夏养阳，秋冬养阴，以从其根，故与万物沉浮于生长之门。逆其根，则伐其本，坏其真矣。（1）执 国

【知识要点】原文论述"春夏养阳，秋冬养阴"的养生原则以及顺应四时阴阳盛衰而养生的重要性。"春夏养阳，秋冬养阴"的本意指春夏养阳，即养生长；秋冬养阴，即养收藏。春夏阳气生长，养生应助长阳气；秋冬阳气收藏，养生应蓄养阴精。后世医家对《内经》这一养生原则有所发挥，主要有以下四种：一是以唐代王冰为代表，从阴阳互制而论；二是以明代张介宾为代表，从阴阳互根而论；三是以清代张志聪为代表，从阴阳盛衰而论；四是以明代马莳及清代高世栻为代表，从顺应四时规律立论。

圣人不治已病，治未病，不治已乱，治未乱，此之谓也。夫病已成而后药之，乱已成而后治之，譬犹渴而穿井，斗而铸锥，不亦晚乎？（2）执 国

【知识要点】原文阐述"治未病"的思想要义。

生气通天论

阳气者，若天与日，失其所，则折寿而不彰，故天运当以日光明。是故阳因而上，卫外者也。因于寒，欲如运枢，起居如惊，神气乃浮。因于暑，汗，烦则喘喝，静则多言，体若燔炭，汗出而散。因于湿，首如裹，湿热不攘，大筋緛短，小筋弛长，緛短为拘，弛长为痿。因于气，为肿。四维相代，阳气乃竭。（1）执 国 西

【知识要点】原文采用取象比类的方法来论述阳气的重要性；指出起居失常、四时邪气交替侵害等内外因素均会损伤人体阳气；注意四种不同外邪致病的特点差异。

阳气者，烦劳则张，精绝，辟积于夏，使人煎厥。目盲不可以视，耳闭不可以听，溃溃乎若坏都，汩汩乎不可止。阳气者，大怒则形气绝，而血菀于上，使人薄厥。有伤于筋，纵，其若不容。汗出偏沮，使人偏枯。汗出见湿，乃生痤痱。高粱之变，足生大丁，受如持虚。劳汗当风，寒薄为皶，郁乃痤。（2）国

【知识要点】原文论述了阳亢阴竭、阳气逆乱、阳气偏沮、阳热壅滞、阳气郁遏等阳气的病理变化。注意鉴别煎厥和薄厥。

阳气者，精则养神，柔则养筋。（3）执国

【知识要点】原文指出阳气的气化温养作用。阳气充足，运行流通，不仅能温养形体，柔软筋脉，而且能温养精神，使人精神活动旺盛。

故病久则传化，上下不并，良医弗为。（4）国

【知识要点】原文论阳气病变的最严重后果：阴阳格拒。阳气失常的各种病证，若失治误治，则可进一步发生传变，或令阳气蓄积不行，上下不相交通，阴阳阻隔而预后不佳。注意对"上下不并"的理解。

故阳气者，一日而主外。平旦人气生，日中而阳气隆，日西而阳气已虚，气门乃闭。是故暮而收拒，无扰筋骨，无见雾露，反此三时，形乃困薄。（5）国

【知识要点】原文论阳气的昼夜消长规律，并提出养生当顺应自然界阴阳消长变化。

阴者藏精而起亟也，阳者卫外而为固也。（6）执国

【知识要点】原文论述阴精与阳气的互根互用关系，即阴为阳之基，阳为阴之用。

凡阴阳之要，阳密乃固。两者不和，若春无秋，若冬无夏。因而和之，是谓圣度。故阳强不能密，阴气乃绝；阴平阳秘，精神乃治；阴阳离决，精气乃绝。（7）执国西

【知识要点】原文论述阴精与阳气之间"阳为主导""和谐平衡"的关系，以及二者失和的后果，强调了阳气在阴阳关系中所起的主导作用。在生理情况下，阳气致密于外，阴气才能固守于内，从而保持阴阳的协调。注意对"阴平阳秘"的认识。

阴之所生，本在五味；阴之五宫，伤在五味。（8）国

【知识要点】原文阐述五味对五脏具有"养"和"伤"的双重作用。即饮食五味既是人赖以生存的基本条件，也可成为损伤五脏精气的重要原因。

是故谨和五味，骨正筋柔，气血以流，腠理以密，如是则骨气以精，谨道如法，长有天命。（9）国

【知识要点】原文论述调和饮食五味对养生的重要意义。

金匮真言论

夫精者，身之本也。故藏于精者，春不病温。（1）国

【知识要点】原文论温病发生的内因，指出阴精亏损者易发温病，强调正气的抗邪作用。

阴阳应象大论

阴阳者，天地之道也，万物之纲纪，变化之父母，生杀之本始，神明之府也。治病必求于本。（1）执 国 西

【知识要点】原文论阴阳是影响万事万物发生发展及运动变化的内在动力和普遍规律，并提出了"治病必求于本"的治则。

清气在下，则生飧泄；浊气在上，则生䐜胀。此阴阳反作，病之逆从也。（2）国

【知识要点】原文从阴阳升降理论来阐发人体病理变化规律，认为"阴阳反作"是疾病发生的根本原因，因此治疗疾病须抓住阴阳这个根本。注意鉴别飧泄和䐜胀的产生机理。

故清阳为天，浊阴为地；地气上为云，天气下为雨；雨出地气，云出天气。故清阳出上窍，浊阴出下窍；清阳发腠理，浊阴走五脏；清阳实四肢，浊阴归六腑。（3）国 西

【知识要点】原文以自然界阴阳升降运动来类比人体生理现象，提出清阳浊阴升降出入及相互转化的生理观。注意对二者特性进行鉴别。

壮火之气衰，少火之气壮。壮火食气，气食少火。壮火散气，少火生气。气味，辛甘发散为阳，酸苦涌泄为阴。阴胜则阳病，阳胜则阴病。阳胜则热，阴胜则寒，重寒则热，重热则寒。（4）执 国 西

【知识要点】原文提出壮火、少火的概念及对人体的影响；论述药物饮食五味的阴阳属性分类方式；阐释阴阳偏盛的病理变化及阴阳病证相互转化的条件。本段从药食气味立论，少火指药物饮食气味温和的作用，壮火指药物饮食气味纯阳的作用。药食气味纯阳者易化壮火，令正气虚衰；药物饮食气味温和者易化为少火，令正气盛壮。后世医家对壮火、少火的含义有进一步的发挥，认为壮火即病理之火，少火为生理之火。

风胜则动，热胜则肿，燥胜则干，寒胜则浮，湿胜则濡泻。（5）国 西

【知识要点】原文论五种外邪致病的不同特点。注意鉴别各种邪气致病的基本特点。

天地者，万物之上下也；阴阳者，血气之男女也；左右者，阴阳之道路也；水火者，阴阳之征兆也；阴阳者，万物之能始也。故曰：阴在内，阳之守也；阳在外，阴之使也。（6）国 西

【知识要点】原文阐述阴阳概念不同层面的含义及阴阳的互根互用关系。以天地、

上下、男女、左右、水火等为例，论述阴阳相互依存、相互为用的关系。阴是阳的物质基础，阳是阴的功能表现。注意阴阳和物质功能间的联系。

故邪风之至，疾如风雨，故善治者治皮毛，其次治肌肤，其次治筋脉，其次治六腑，其次治五脏。治五脏者，半死半生也。（7）国

【知识要点】原文阐述外感邪气由表入里、由浅入深的传变次序，指出准确把握疾病治疗层次的重要性，强调早期治疗与预防传变的观点。外邪致病均有由表入里、由浅入深、由轻转重的趋势，所以早期诊治是遏制疾病发展的关键。注意对疾病传变层次的解析。

故善用针者，从阴引阳，从阳引阴，以右治左，以左治右，以我知彼，以表知里，以观过与不及之理，见微得过，用之不殆。（8）国 西

【知识要点】原文运用阴阳理论指导针灸治疗。人之阴阳气血内外上下交相贯通，故针刺阳分或阴分，能够调节经脉的虚实盛衰。注意选择针刺部位的原则。

善诊者，察色按脉，先别阴阳。审清浊，而知部分；视喘息，听音声，而知所苦；观权衡规矩，而知病所主；按尺寸，观浮沉滑涩，而知病所生。以治无过，以诊则不失矣。（9）国 西

【知识要点】原文运用阴阳理论指导疾病诊断。"察色按脉，先别阴阳"是中医学运用阴阳学说诊病的关键，后世所建立的八纲辨证就是以阴阳为总纲。临证无论察色和按脉，必须先别其阴阳的盛衰，这是诊法的纲领。

病之始起也，可刺而已；其盛，可待衰而已。故因其轻而扬之，因其重而减之，因其衰而彰之。形不足者，温之以气；精不足者，补之以味。其高者，因而越之；其下者，引而竭之；中满者，泻之于内。其有邪者，渍形以为汗；其在皮者，汗而发之；其慓悍者，按而收之；其实者，散而泻之。审其阴阳，以别柔刚，阳病治阴，阴病治阳，定其血气，各守其乡，血实宜决之，气虚宜掣引之。（10）执 国

【知识要点】原文论述治病要掌握时机及因势利导的治则思想。本段在调节阴阳治疗总纲下，论述了多种治则治法，如祛邪扶正，补虚泻实，因势利导，阴虚补精、阳虚温气，阳病治阴、阴病治阳等治疗原则，以及根据病邪部位在表、在里，在上、在中、在下，分别选用解表、泻邪、涌吐、消导、攻下等治法。须注意各种治则治法的适用范围及对阳病治阴、阴病治阳的理解。

灵兰秘典论

心者，君主之官也，神明出焉。肺者，相傅之官，治节出焉。肝者，将军之官，谋虑出焉。胆者，中正之官，决断出焉。膻中者，臣使之官，喜乐出焉。脾胃者，仓廪之官，五味出焉。大肠者，传道之官，变化出焉。小肠者，受盛之官，化物出焉。肾者，

作强之官，伎巧出焉。三焦者，决渎之官，水道出焉。膀胱者，州都之官，津液藏焉，气化则能出矣。（1）国西

【知识要点】原文以身国同构的思想来阐述脏腑的生理功能及主要特点。经文以古代官制作比喻，用国家机构比拟十二脏腑的方法，形象地论述了十二脏腑的主要生理功能特点及其"相使"和"贵贱"的关系，并强调了心为诸脏主宰的观点。注意对十二脏腑功能和特性的认识。

六节藏象论

帝曰：藏象何如？岐伯曰：心者，生之本，神之变也，其华在面，其充在血脉，为阳中之太阳，通于夏气。肺者，气之本，魄之处也，其华在毛，其充在皮，为阳中之太阴，通于秋气。肾者，主蛰，封藏之本，精之处也，其华在发，其充在骨，为阴中之少阴，通于冬气。肝者，罢极之本，魂之居也，其华在爪，其充在筋，以生血气，其味酸，其色苍，此为阳中之少阳，通于春气。脾、胃、大肠、小肠、三焦、膀胱者，仓廪之本，营之居也，名曰器，能化糟粕，转味而入出者也，其华在唇四白，其充在肌，其味甘，其色黄，此至阴之类，通于土气。凡十一脏，取决于胆也。（1）国西

【知识要点】原文阐述五脏各自的藏象体系及生理特点；指出胆在五脏六腑中的重要性。本段从五脏功能所主，外应于四时，内藏精舍神，并联系五体等论述五脏在生命活动中的核心地位。

五脏别论

脑、髓、骨、脉、胆、女子胞，此六者，地气之所生也，皆藏于阴而象于地，故藏而不泻，名曰奇恒之腑。夫胃、大肠、小肠、三焦、膀胱，此五者，天气之所生也，其气象天，故泻而不藏，此受五脏浊气，名曰传化之腑。此不能久留，输泻者也。魄门亦为五脏使，水谷不得久藏。所谓五脏者，藏精气而不泻也，故满而不能实。六腑者，传化物而不藏，故实而不能满也。（1）国

【知识要点】原文提出脏腑分类的不同方法，阐述五脏、六腑、奇恒之腑、传化之腑的概念及功能特点。腑为天气之所生，具有泻而不藏的生理功能，实而不满的功能特点；脏与奇恒之腑为地气之所生，具有藏而不泻的生理功能，满而不实的功能特点。魄门的启闭与心神的主宰，肝气的条达，脾气的升提，肺气的宣降，肾气的固摄有密切关系。注意鉴别脏、腑、奇恒之腑、传化之腑。

帝曰：气口何以独为五脏主？岐伯曰：胃者水谷之海，六腑之大源也。五味入口，藏于胃，以养五脏气，气口亦太阴也。是以五脏六腑之气味，皆出于胃，变见于气口。故五气入鼻，藏于心肺，心肺有病，而鼻为之不利也。（2）国

【知识要点】原文论述通过寸口脉诊察全身疾病的原理。第一，由于气血通过"肺朝百脉"的作用运行于经脉中，以营养五脏六腑、四肢百骸，即五脏六腑之精气通过

经脉朝会于手太阴肺经。因此，诊察手太阴肺经的动脉气口，即可知五脏六腑精气的盛衰及其功能正常与否。第二，胃为水谷之海，"脾为胃行其津液"，脾之转输，亦须手太阴肺之宣发，才能布达全身，故"气口亦太阴也"，手太阴所过之处可很好地诊察胃气，有胃气则生，无胃气则死。第三，太渊、经渠位于气口之处，而太渊是手太阴肺经的输穴，经渠是手太阴肺经的经穴，输、经二穴是经脉经气量最旺盛的穴位，故太渊、经渠最能反映手太阴肺经的情况。又，太渊为手太阴肺经的原穴，亦可反映先天肾气的情况。注意气口"独为五脏主"的原因。

异法方宜论

黄帝曰：医之治病也，一病而治各不同，皆愈，何也？岐伯对曰：地势使然也。（1）执

【知识要点】原文论述地域与治疗的关系，强调因地制宜，同病异治。根据不同方域的地理方位、地势高下、水土、气候等特点，选用不同的治疗方法和手段。

汤液醪醴论

帝曰：形弊血尽而功不立者何？岐伯曰：神不使也。帝曰：何谓神不使？岐伯曰：针石，道也。精神不进，志意不治，故病不可愈。今精坏神去，营卫不可复收。何者？嗜欲无穷，而忧患不止，精气弛坏，营泣卫除，故神去之而病不愈也。（1）执

【知识要点】原文论述神机对疗效的作用。神不使即神机衰败，不能使针药发挥疗效。医疗的手段、工具、方法，能否产生治疗作用，关键在于机体神的状态，即"神机"，与邪气相对时神机亦可称为正气，包括了精神与志意。神机使则病可治；神机不使则病不可治。若"嗜欲"和"忧患"等原因使精气、营卫之类可以生神、载神的物质基础耗伤而导致形体衰败，气血耗竭，则治疗难以取效。

岐伯曰：病为本，工为标，标本不得，邪气不服，此之谓也。（2）国

【知识要点】原文论述患者与医生的标本关系，强调医患配合的重要性，以及以患者为本的治疗观。注意对标本的认识。

帝曰：其有不从毫毛而生，五脏阳以竭也。津液充郭，其魄独居，精孤于内，气耗于外，形不可与衣相保，此四极急而动中，是气拒于内而形施于外，治之奈何？岐伯曰：平治于权衡，去宛陈莝，微动四极，温衣，缪刺其处，以复其形。开鬼门，洁净府，精以时服，五阳以布，疏涤五脏。故精自生，形自盛，骨肉相保，巨气乃平。（3）执 国 西

【知识要点】原文论因"五脏阳以竭"所致水肿的病机和治法。内伤水肿是由于阳气被遏，不能气化和布散水液，以致水液积聚，泛溢肌肤而发。发汗及利小便等方法对后世治疗水肿病有重要指导意义。注意文中对水肿病病机和治疗方法的认识。

脉要精微论

诊法常以平旦，阴气未动，阳气未散，饮食未进，经脉未盛，络脉调匀，气血未乱，故乃可诊有过之脉。（1）国西

【知识要点】原文论平旦诊脉的原理及意义。诊脉要在体内经脉气血平静稳定，未受周围环境干扰，如在未进食、未做运动等情况下进行，此时获得的脉象能最真实地反映病变的基本情况。注意此句经文应灵活看待，对"平旦"的重要性需要强调，但不必拘泥。

切脉动静而视精明，察五色，观五脏有余不足，六腑强弱，形之盛衰，以此参伍，决死生之分。（2）国

【知识要点】原文阐述多种诊法合参的观点。

夫脉者，血之府也。长则气治，短则气病；数则烦心，大则病进；上盛则气高，下盛则气胀；代则气衰，细则气少，涩则心痛；浑浑革至如涌泉，病进而色弊；绵绵其去如弦绝，死。（3）国

【知识要点】原文论述脉象原理；列举十一种病脉表现。注意脉象与症状之间的联系。

夫精明五色者，气之华也。赤欲如白裹朱，不欲如赭；白欲如鹅羽，不欲如盐；青欲如苍璧之泽，不欲如蓝；黄欲如罗裹雄黄，不欲如黄土；黑欲如重漆色，不欲如地苍。五色精微象见矣，其寿不久也。夫精明者，所以视万物，别白黑，审短长。以长为短，以白为黑，如是则精衰矣。（4）国西

【知识要点】原文论述望面色察目诊病的原理，并对善色、恶色进行比较。机体的面部气色与眼神视觉均由脏腑之精气上注形成，并成为反映脏腑精气盛衰之外象征兆，因而通过察目、望面色即能诊脏腑与全身疾病，以判断其预后。本段以具体实物的颜色为参照物，形象地阐明了望面部五色"欲"与"不欲"的要领，及其在疾病预后转归中的重要意义。注意，"欲"之色为善色，多为润泽光亮、隐然含蓄，表明气血尚充，脏腑精气内守而尚未大衰，预后良好；"不欲"之色为恶色，多为晦暗枯槁、彰然外露，表明气血衰败，脏腑精气衰极失守外脱而预后不良。

夫五脏者，身之强也。头者精明之府，头倾视深，精神将夺矣。背者胸中之府，背曲肩随，府将坏矣。腰者肾之府，转摇不能，肾将惫矣。膝者筋之府，屈伸不能，行则偻附，筋将惫矣。骨者髓之府，不能久立，行则振掉，骨将惫矣。得强则生，失强则死。（5）国

【知识要点】原文论五脏为身体强健的根本，通过观察身体的头、胸、腰、膝、胫

（骨）"五府"动静姿态，可判断五脏精气盛衰与否。学习本条须能理解五府为何，并列举出"失强"的外在形态表现。

万物之外，六合之内，天地之变，阴阳之应，彼春之暖，为夏之暑，彼秋之忿，为冬之怒，四变之动，脉与之上下，以春应中规，夏应中矩，秋应中衡，冬应中权。（6）国西

【知识要点】原文论脉象应四时气候而变化。随着自然界春夏秋冬四季气候的变动，人体脉象也随之发生相应变化，即"春应中规，夏应中矩，秋应中衡，冬应中权"。

是故持脉有道，虚静为保。（7）国

【知识要点】原文论述医生诊脉时要求虚静诊脉的原则。

平人气象论

平人之常气禀于胃，胃者，平人之常气也，人无胃气曰逆，逆者死。（1）国西

【知识要点】原文论平人脉象中"胃气"的重要意义。察脉之胃气是《内经》脉诊的特点之一。凡脉来和缓均匀、不浮不沉、不大不小、不疾不徐、不长不短，应手柔和有力、来去节律规整，有生机勃勃之象的脉，便是有胃气之脉。

玉机真脏论

帝曰：其时有生者何也？岐伯曰：浆粥入胃，泄注止，则虚者活；身汗得后利，则实者活。此其候也。（1）国

【知识要点】原文论"虚""实"的预后转归。实证的生之转机在于"身汗得后利"；虚证的转机在于"浆粥入胃，泄注止"。从而提示了治疗实证应以祛邪为主，使邪有出路；虚证的治疗要使五脏之气恢复，就必须依赖后天之气，即胃气的调养。注意鉴别虚实证的转机。

经脉别论

勇者气行则已，怯者则着而为病也。（1）执国

【知识要点】原文以勇和怯代表体质，论体质强弱与气机、发病的关系。

故春秋冬夏，四时阴阳，生病起于过用，此为常也。（2）执国

【知识要点】原文论"生病起于过用"的观点。凡超出人体生理调节限度的各种因素，都可损伤阴阳气血、脏腑功能而致病。

食气入胃，散精于肝，淫气于筋。食气入胃，浊气归心，淫精于脉。脉气流经，经气归于肺，肺朝百脉，输精于皮毛。毛脉合精，行气于府，府精神明，留于四脏，气归

于权衡。权衡以平，气口成寸，以决死生。（3）执西

【知识要点】原文论述谷食入胃后其精气输布运行的过程。食物经脾胃消化吸收后，一方面将精微物质布散到肝，通过肝的疏泄作用，滋养周身筋脉；另一方面将水谷精微中较稠厚的部分转输到心，通过心肺的气化作用，化为气血，行于经脉中，并借助肺朝百脉的作用，外达于皮毛，内输于五脏六腑，起到营养全身的作用。

饮入于胃，游溢精气，上输于脾。脾气散精，上归于肺，通调水道，下输膀胱。水精四布，五经并行，合于四时五脏阴阳，揆度以为常也。（4）执国西

【知识要点】原文论水饮入胃之后的输布和运行过程。水液在人体内运行和输布主要由脾、肺、肾、三焦、膀胱等多脏腑共同协调完成。注意对此过程中各脏腑相关功能的讨论。

宣明五气

五劳所伤：久视伤血，久卧伤气，久坐伤肉，久立伤骨，久行伤筋，是谓五劳所伤。（1）国

【知识要点】原文论过度劳作对五脏精气的损害。

通评虚实论

邪气盛则实，精气夺则虚。（1）国

【知识要点】原文从邪正盛衰的角度论虚实病机。

太阴阳明论

黄帝问曰：太阴阳明为表里，脾胃脉也，生病而异者何也？岐伯对曰：阴阳异位，更虚更实，更逆更从，或从内或从外，所从不同，故病异名也。（1）国西

【知识要点】原文论太阴和阳明（阴经和阳经），因其阴阳属性、循行部位、四时虚实逆从等不同，所以其疾病的虚实变化、发病部位、证候、名称等都各自有别。春夏为阳，阳明之气与之相应，故春夏之季，阳明实而太阴虚；秋冬为阴，太阴之气与之相应，故秋冬之季，太阴实而阳明虚。春夏为阳，阴盛为逆，阳盛为从；秋冬为阴，阳盛为逆，阴盛为从。病从内生而属阴，从外入而属阳。

阳者天气也，主外；阴者地气也，主内。故阳道实，阴道虚。故犯贼风虚邪者，阳受之；食饮不节、起居不时者阴受之。阳受之则入六腑，阴受之则入五脏。入六腑则身热不时卧，上为喘呼；入五脏则瞋满闭塞，下为飧泄，久为肠澼。故喉主天气，咽主地气。故阳受风气，阴受湿气。（2）国西

【知识要点】原文论太阴和阳明（阴经和阳经）疾病的虚实变化、发病部位、证候的具体区别。其提出"阳道实，阴道虚"理论，为后世藏象理论和脾胃学说的形成奠

定了基础。"阳道实，阴道虚"反映了阴阳的基本属性，即凡属于阳的事物，皆有充实、满盛、向上、向外的特点；而属于阴的事物，则有柔弱、不足、向下、向内的特点。具体而言，可从感邪发病特点、脏腑功能、脾胃功能等进行理解。因本篇原文主要论述脾胃，故后世医家多从脾胃立论，认为脾病多虚，胃病多实。注意对"阳道实，阴道虚"的理解。

　　帝曰：脾病而四支不用何也？岐伯曰：四支皆禀气于胃而不得至经，必因于脾乃得禀也。今脾病不能为胃行其津液，四支不得禀水谷气，气日以衰，脉道不利，筋骨肌肉，皆无气以生，故不用焉。（3）执国西

　　【知识要点】原文论脾主四肢肌肉的原理。脾失健运，不能转输水谷精微从而导致四肢肌肉失养。在结构上脾与胃以膜相连，在经脉上脾胃两经相互络属，互为表里。胃受纳、腐熟饮食物化生水谷精微，必须依靠脾气散精的作用，才能把水谷精微转输到五脏六腑、皮肉筋骨、四肢百骸，充养全身上下。如果"脾病不能为胃行其津液"，则四肢肌肉失去水谷精微的充养，不能随意运动。本段文字指出脾与胃关系密切，揭示了脾具有转输、升清的生理功能。注意脾与四肢肌肉间的关系。

　　帝曰：脾不主时，何也？岐伯曰：脾者土也，治中央，常以四时长四脏，各十八日寄治，不得独主于时也。脾脏者，常着胃土之精也，土者生万物而法天地，故上下至头足，不得主时也。（4）执西

　　【知识要点】原文提出了"脾不主时"理论。脾为"仓廪之官"，主运化水谷精微。人体五脏六腑、形体百骸，时刻需要水谷精气的充养，人体要维系正常的生理功能，作为后天之本的脾，就必须"以四时长四脏"，而不是仅专于一个时令。"各十八日寄治"，应该是从五行角度，将一年五分之而言。

热　论

　　黄帝问曰：今夫热病者，皆伤寒之类也，或愈或死，其死皆以六七日之间，其愈皆以十日以上者，何也？不知其解，愿闻其故。岐伯对曰：巨阳者，诸阳之属也，其脉连于风府，故为诸阳主气也。人之伤于寒也，则为病热，热虽甚不死；其两感于寒而病者，必不免于死。（1）执国西

　　【知识要点】原文论热病的病因、病机、病程及预后。太阳经为人体阳气的大会，主持一身之阳气，为三阳之表。当外邪侵袭时，太阳经脉首当其冲，太阳经脉通过督脉、阳维脉间接统领全身阳气，奋起抗邪，正邪交争于肌表。热病的预后，则取决于正邪双方力量的对比。邪气虽盛，但正气未衰，邪气尚未入内，用辛散的方法，使邪从外解，即可病愈，预后较好；但若两感于寒，邪气充斥内外，表里两经同时发病，不仅肌表闭阻、阳郁不通，更因邪气深入而使脏腑气血大衰，机体抗病能力下降，产生正气衰竭的外感热病重证，故发病之始即见病情严重的里证，而且发展迅速，所以预后"必不

免于死"。本文"不死"与"死",意在强调病情有轻重,预后有吉凶,治疗有难易而已。注意对两感的认识。

帝曰:治之奈何?岐伯曰:治之各通其脏脉,病日衰已矣。其未满三日者,可汗而已;其满三日者,可泄而已。(2)㊊国

【知识要点】原文论热病的治疗大法。热病的治疗大法是"各通其脏脉",强调"通"字,是说明祛邪之法应以通为主。对于"其未满三日者",邪仍在三阳之表,采用汗法,以疏通在表被郁之阳;"其满三日者",邪热壅积于三阴之里,宜施行泄法,以泄越其里热。

评热病论

黄帝问曰:有病温者,汗出辄复热,而脉躁疾不为汗衰,狂言不能食,病名为何?岐伯对曰:病名阴阳交,交者死也。帝曰:愿闻其说。岐伯曰:人所以汗出者,皆生于谷,谷生于精,今邪气交争于骨肉而得汗者,是邪却而精胜也。精胜,则当能食而不复热。复热者,邪气也;汗者,精气也。今汗出而辄复热者,是邪胜也;不能食者,精无俾也;病而留者,其寿可立而倾也。且夫《热论》曰:汗出而脉尚躁盛者死。今脉不与汗相应,此不胜其病也,其死明矣。狂言者,是失志,失志者死。今见三死,不见一生,虽愈必死也。(1)㊊

【知识要点】原文论阴阳交的症状、病机和预后。阴阳交为阳热之邪入于阴,与阴精正气交结,以致邪盛正衰的一种危重证候。阳热亢盛,阴精亏耗故发热;热邪迫津外泄,但邪不为汗解,故汗出复热;不能饮食说明脾胃之气已伤而生化之源匮乏;邪热扰心,阴精亏耗可引起狂言;热迫血行,阴精不足可见脉躁疾。从邪正情况分析,该病将出现精气枯竭,阳热邪气偏胜之危重症,预后凶险。以汗出复热而不能食、脉躁疾、狂言三症为所谓"三死"。

帝曰:劳风为病何如?岐伯曰:劳风法在肺下。其为病也,使人强上冥视,唾出若涕,恶风而振寒,此为劳风之病。帝曰:治之奈何?岐伯曰:以救俯仰,巨阳引。精者三日,中年者五日,不精者七日。咳出青黄涕,其状如脓,大如弹丸,从口中若鼻中出,不出则伤肺,伤肺则死也。(2)㊊

【知识要点】原文论述劳风的病因、病位、症状、病机、治则和预后。劳风为因劳受风,化热壅肺所致,病位在肺,病机为太阳受风,郁遏卫表,肺失清肃,痰热壅积。风袭太阳,卫失温煦则恶风而振寒。太阳经气不利则项强冥视;热邪犯肺,炼液为痰则咳唾黄涕。治宜祛邪利肺以救俯仰,祛痰以通气道,针刺太阳以引经气。其预后转归与人体精气盛衰、年龄老壮、体质强弱密切相关。若痰有出路可愈,若邪难排出而内阻气道,损肺脏则预后不良。

邪之所凑,其气必虚。(3)国

【知识要点】原文在邪正相争的发病观中强调了正气的主导作用。

咳　论

黄帝问曰：肺之令人咳，何也？岐伯对曰：五脏六腑皆令人咳，非独肺也。帝曰：愿闻其状。岐伯曰：皮毛者，肺之合也，皮毛先受邪气，邪气以从其合也。其寒饮食入胃，从肺脉上至于肺，则肺寒，肺寒则外内合邪，因而客之，则为肺咳。五脏各以其时受病，非其时，各传以与之。人与天地相参，故五脏各以治时，感于寒则受病，微则为咳，甚者为泄为痛。乘秋则肺先受邪，乘春则肝先受之，乘夏则心先受之，乘至阴则脾先受之，乘冬则肾先受之。（1）执国西

【知识要点】原文论咳的病因与病机。咳的病因一是外感风寒之邪，从皮毛及于肺；二是寒凉饮食内伤于胃，进而从肺脉上犯于肺，"外内合邪"而发病。在内外因共同作用下，肺失清肃，宣降失司，导致气机上逆而发为咳，是其基本病机。咳嗽虽然是肺气上逆的症状，但五脏六腑的病理改变都可以影响到肺的功能，从而导致肺气上逆而发生咳嗽。不同脏腑均有对应之季节气候并与之有相应时邪的易感性。"五脏六腑皆令人咳，非独肺也"的著名论断也是整体观念在病理学上的运用实例。

举痛论

帝曰：愿闻人之五脏卒痛，何气使然？岐伯对曰：经脉流行不止，环周不休。寒气入经而稽迟，泣而不行，客于脉外则血少，客于脉中则气不通，故卒然而痛。（1）执国西

【知识要点】原文论"五脏痛"的主要病因与基本病机。五脏痛的主要病因是寒邪，其基本病机是不荣则痛、不通则痛。疼痛的病机无外乎虚实两端，邪气侵袭经脉内外，客于脉外则气血虚少，客于脉中则气血不通，两者均可引发疼痛。

余知百病生于气也。怒则气上，喜则气缓，悲则气消，恐则气下，寒则气收，炅则气泄，惊则气乱，劳则气耗，思则气结。（2）执西

【知识要点】本段阐发"百病生于气"的发病观点，并论述了"九气为病"的内容，阐述了情志过极、寒热失调、劳倦过度等因素导致人体气机失调的机理。其中，情志因素占了六种，突出了情志因素的重要性。注意各种情志失调对气机的影响。

风　论

风者，善行而数变……故风者，百病之长也，至其变化，乃为他病也。（1）国

【知识要点】原文论风邪的两个特性。风邪具有易行不定变化多端的特点。风邪是引发多种疾病的主要因素之一，常作为先导伤及人体，并与其他病邪相结合形成复合型邪气导致复杂疾病的产生。

痹　论

黄帝问曰：痹之安生？岐伯对曰：风寒湿三气杂至，合而为痹也。其风气胜者为行痹，寒气胜者为痛痹，湿气胜者为着痹也。（1）执国西

【知识要点】原文论痹病发生的外因。痹病的外因是风、寒、湿三气夹杂共同致病，所以治疗时会强调祛风、散寒、除湿三法同用。可根据邪气性质偏胜的不同将其分为三类，风善行而数变，其致痹者，痛无定处，称为行痹；寒性收引凝滞，其致痹者疼痛剧烈，称为痛痹；湿性重浊黏滞，其致痹者症见肢体沉重，或皮肤顽麻不仁，故称为着痹。注意对痹病病因的认识并辨别行痹、痛痹、着痹之不同。

凡痹之客五脏者，肺痹者，烦满喘而呕；心痹者，脉不通，烦则心下鼓，暴上气而喘，嗌干，善噫，厥气上则恐；肝痹者，夜卧则惊，多饮数小便，上为引如怀；肾痹者，善胀，尻以代踵，脊以代头；脾痹者，四肢懈堕，发咳呕汁，上为大塞。肠痹者，数饮而出不得，中气喘争，时发飧泄。胞痹者，少腹膀胱按之内痛，若沃以汤，涩于小便，上为清涕。（2）㊜

【知识要点】原文论述五脏痹及六腑痹。五脏痹乃因邪气侵犯五脏致脏腑功能紊乱，与后世仅指肢体关节病变不同。肺痹是由肺气壅闭所致，故见烦、满、喘、呕；心痹是由心气痹阻所致，故可见烦、悸、上气喘息、咽喉干燥、嗳气、恐惧；肝痹是由肺气壅闭所致，故可见夜卧则惊骇、多饮多溲、腹满如怀孕状；肾痹是由肾气闭阻所致，故可见腹胀、下肢不伸、能坐不能行、脊柱畸形、头项倾俯、脊骨高出于头；脾痹是由脾气痹阻而致，可见四肢懈惰、胃气上逆则呕汁、胸中痞塞、咳嗽。六腑痹因饮食不节，肠胃先伤，邪传于腑而成。邪犯小肠可见数饮而出不得；邪犯大肠可见泄泻；邪犯膀胱可见少腹病热，小便不爽等。

帝曰：荣卫之气，亦令人痹乎？岐伯曰：荣者，水谷之精气也，和调于五脏，洒陈于腑，乃能入于脉也，故循脉上下，贯五脏，络六腑也。卫者，水谷之悍气也，其气慓疾滑利，不能入于脉也，故循皮肤之中，分肉之间，熏于肓膜，散于胸腹。逆其气则病，从其气则愈，不与风寒湿气合，故不为痹。（3）㊌

【知识要点】原文论述营卫之气与痹病的关系。营卫失调，日久必致腠理疏松，藩篱不固，气血失常，从而易招致邪气入侵而发为痹证。《内经》在论述营卫之气生理作用的基础上，在"营卫之气亦令人痹"发病理念的指导下，明确指出内有营卫失调，外有风寒湿气，则能引起痹证。由此可见，营卫失调是感受风寒湿热邪气而致痹的内在发病基础，是痹证发生发展之重要枢机。

痿 论

黄帝问曰：五脏使人痿，何也？岐伯对曰：肺主身之皮毛，心主身之血脉，肝主身之筋膜，脾主身之肌肉，肾主身之骨髓。故肺热叶焦，则皮毛虚弱，急薄着则生痿躄也。心气热，则下脉厥而上，上则下脉虚，虚则生脉痿，枢折挛，胫纵而不任地也。肝气热，则胆泄口苦，筋膜干，筋膜干则筋急而挛，发为筋痿。脾气热，则胃干而渴，肌肉不仁，发为肉痿。肾气热，则腰脊不举，骨枯而髓减，发为骨痿。（1）㊜㊌

【知识要点】原文论痿病的病机。"五脏使人痿""肺热叶焦，则皮毛虚弱，急薄着则生痿躄也"，指出五脏气热和肺热叶焦是痿证产生的重要病机。五脏外合五体，当五脏为邪热所伤时，精气津液耗伤，可致外合之五体即皮、肉、筋、骨、脉失养，日久则发为痿。故痿证病位虽在四肢，但五脏病变才是产生痿证的关键所在。在诸脏之中，又以肺为核心。由于肺朝百脉、主治节，为华盖，全身的气血津液全赖肺气的宣发以布散，内而五脏六腑，外而形体官窍、四肢百骸，才能得到正常的滋养濡润。故肺气热，致肺热叶焦，则不能正常布散精微于肢体官窍，日久肢体失养而出现痿弱不用。注意对痿病病机和五体痿的认识。

帝曰：如夫子言可矣。论言治痿者独取阳明，何也？岐伯曰：阳明者，五脏六腑之海，主闰宗筋，宗筋主束骨而利机关也。冲脉者，经脉之海也，主渗灌溪谷，与阳明合于宗筋，阴阳揔宗筋之会，会于气街，而阳明为之长，皆属于带脉，而络于督脉。故阳明虚则宗筋纵，带脉不引，故足痿不用也。（2）执国

【知识要点】原文论痿病的治则。治则一是"治痿独取阳明"。从阳明治痿的理由有三：其一，阳明是五脏六腑之海，为人体气血生化之源。其二，阳明"主闰宗筋"，而宗筋主束筋骨利关节，人体的骨节筋脉需要得到阳明胃气血之润养才能正常发挥功能。其三，冲脉将来自阳明之气血"渗灌溪谷"，并与阳明合于宗筋，故"阳明为之长"。这些是治痿独取阳明的理由。治则二是"各补其荥而通其俞"，要对与痿证具体相关的脏腑经脉进行辨证论治，补虚泻实，调和经脉。治则三是"因时制宜"。注意"独取阳明"的"独"字强调了从阳明论治痿证的重要性，但不可做"唯一"理解。

水热穴论

帝曰：肾何以能聚水而生病？岐伯曰：肾者，胃之关也，关门不利，故聚水而从其类也。上下溢于皮肤，故为胕肿。胕肿者，聚水而生病也。（1）国

【知识要点】原文论水肿病的病机与胃（脾）肾相关。胃主受纳水谷，化生水液（水谷精微），经脾的运化而布达全身，但代谢后残液的排泄主要依赖于肾。肾主水，司气化，主二便，是控制水液代谢和残液排泄的闸门和关隘。注意对"肾者，胃之关也"的理解。

帝曰：诸水皆生于肾乎？岐伯曰：肾者，牝脏也，地气上者属于肾，而生水液也，故曰至阴。勇而劳甚则肾汗出，肾汗出逢于风，内不得入于脏腑，外不得越于皮肤，客于玄府，行于皮里，传为胕肿，本之于肾，名曰风水。（2）国

【知识要点】原文论述肾的功能失调是水肿病发生的关键。注意对风水病因是"肾汗出逢于风"的理解，启发了后世发汗利水、疏风固表治法的使用。

调经论

夫心藏神，肺藏气，肝藏血，脾藏肉，肾藏志，而此成形。志意通，内连骨髓，而成身形五脏。五脏之道，皆出于经隧，以行血气，血气不和，百病乃变化而生，是故守

经隧焉。（1）国

【知识要点】原文从五脏为人体生命活动核心论及经脉的重要作用。注意对"守经隧"，即通调经脉可治疗百病的认识。

气血以并，阴阳相倾，气乱于卫，血逆于经，血气离居，一实一虚。（2）国

【知识要点】原文从经脉气血输布失调而论虚实。气血运行逆乱之中，凡有偏聚，便有偏倾，则偏聚为实，偏倾为虚。

夫邪之生也，或生于阴，或生于阳。其生于阳者，得之风雨寒暑；其生于阴者，得之饮食居处，阴阳喜怒。（3）国

【知识要点】原文将病因进行了阴阳两分法。"生于阳"，即自然界风雨寒暑等的太过不和，则变为六淫侵犯人体肌表，此为外部病因；"生于阴"，即饮食起居的不慎和情志的太过不和，影响脏腑气机出入升降，甚至损耗五脏精气，此为内部病因。

标本病传论

小大不利治其标，小大利治其本。（1）执

【知识要点】原文论标本缓急的治疗原则。凡治疗疾病时见大小便不通利的症状，须先治其标，即通利二便。即张介宾言："盖二便不通，乃危急之候，虽为标病，此所谓急则治其标也。"一般来说，在疾病的发展过程中标病将要危及生命，或当之已成为其中突出的重要矛盾时，当先治标。注意，此处提出的"小大不利"只是示范而已。

六微旨大论

亢则害，承乃制，制则生化，外列盛衰，害则败乱，生化大病。（1）国

【知识要点】原文论亢害承制理论。在自然界中，当某一行亢而为害、相互关系发生紊乱时，通过五行制化与胜复的自我调节机制可以恢复五行系统的协调稳定。据"天人相应"思想，人体生命活动也离不开生化和制约并存的调节机制。

出入废则神机化灭。升降息则气立孤危。故非出入，则无以生长壮老已；非升降，则无以生长化收藏。是以升降出入，无器不有。（2）国

【知识要点】原文论升降出入是气的基本运动方式。天地之气的升降运动是万物运动变化的基本原因，升降出入是生命活动的基本形式。气的升降出入一旦停息，则生机将灭息，万物的生长收藏也随之完结。

五常政大论

化不可代，时不可违。（1）国

【知识要点】原文论万物生化，不能以人力代之；四时之气的变化规律，亦不能随意违背。

六元正纪大论

风胜则动，热胜则肿，燥胜则干，寒胜则浮，湿胜则濡泄，甚则水闭胕肿，随气所在，以言其变耳。（1）国

【知识要点】原文论述风、热、燥、寒、湿之气太过的病变特点。风、热、燥、寒、湿本是自然界气候变化要素，其太过各有征象。注意其致病的各种特殊病象。

至真要大论

谨察阴阳所在而调之，以平为期，正者正治，反者反治。（1）国

【知识要点】原文论述协调阴阳为治疗之大法，提出治病必求阴阳盛衰之所在而调之，其标准即"以平为期"。注意对正治法与反治法的鉴别。

帝曰：善。夫百病之生也，皆生于风寒暑湿燥火，以之化之变也。经言盛者泻之，虚者补之，余锡以方士，而方士用之，尚未能十全，余欲令要道必行，桴鼓相应，犹拔刺雪污，工巧神圣，可得闻乎？岐伯曰：审察病机，无失气宜，此之谓也。（2）国 西

【知识要点】原文强调了审察病机的重要性。注意对"无失气宜"的认识。

诸风掉眩，皆属于肝。诸寒收引，皆属于肾。诸气膹郁，皆属于肺。诸湿肿满，皆属于脾。诸热瞀瘛，皆属于火。诸痛痒疮，皆属于心。诸厥固泄，皆属于下。诸痿喘呕，皆属于上。诸禁鼓栗，如丧神守，皆属于火。诸痉项强，皆属于湿。诸逆冲上，皆属于火。诸胀腹大，皆属于热。诸躁狂越，皆属于火。诸暴强直，皆属于风。诸病有声，鼓之如鼓，皆属于热。诸病胕肿，疼酸惊骇，皆属于火。诸转反戾，水液浑浊，皆属于热。诸病水液，澄澈清冷，皆属于寒。诸呕吐酸，暴注下迫，皆属于热。（3）执 国 西

【知识要点】原文论述"病机十九条"。它是以五运六气属性、发病特点及其与内脏相应的理论为基础，对五运六气所致主要病证之病机进行的概括和总结。注意对各病机和病证之间加以联系和区别。

故《大要》曰：谨守病机，各司其属，有者求之，无者求之，盛者责之，虚者责之，必先五胜，疏其血气，令其调达，而致和平，此之谓也。（4）国 西

【知识要点】原文论审察病机的原则和方法。注意对"有者求之，无者求之"的认识。

寒者热之，热者寒之，微者逆之，甚者从之，坚者削之，客者除之，劳者温之，结者散之，留者攻之，燥者濡之，急者缓之，散者收之，损者温之，逸者行之，惊者平之，上之下之，摩之浴之，薄之劫之，开之发之，适事为故。（5）国

【知识要点】原文论述了正治法。正治法，又名"逆治"法，指治法与疾病的病象

相逆，即所选药物的属性与疾病的病象相反。其适用于病情轻浅而单纯，疾病性质与所表现的病象相一致的疾病。注意鉴别各治法的适用范围。

帝曰：何谓逆从？岐伯曰：逆者正治，从者反治，从少从多，观其事也。帝曰：反治何谓？岐伯曰：热因寒用，寒因热用，塞因塞用，通因通用，必伏其所主，而先其所因，其始则同，其终则异，可使破积，可使溃坚，可使气和，可使必已。帝曰：善。气调而得者何如？岐伯曰：逆之从之，逆而从之，从而逆之，疏气令调，则其道也。（6）执国西

【知识要点】原文论述反治法。反治法，又名"从治"法，指顺从疾病病象而治，即所选药物的属性与疾病的假象相从，适用于病情较重而复杂，疾病性质与所表现的病象不一致的疾病。原文中"热因寒用，寒因热用"，应为"寒因寒用，热因热用"，故反治法应包括"寒因寒用，热因热用，塞因塞用，通因通用"。注意对"必伏其所主，而先其所因"的理解。

帝曰：论言治寒以热，治热以寒，而方士不能废绳墨而更其道也。有病热者寒之而热，有病寒者热之而寒，二者皆在，新病复起，奈何治？岐伯曰：诸寒之而热者取之阴，热之而寒者取之阳，所谓求其属也。（7）国西

【知识要点】原文论述阴阳虚衰所致虚寒证、虚热证的治则，为后世辨识、治疗虚寒证、虚热证确立了基本法则。"治寒以热，治热以寒"是治疗实寒、实热的常法。但对因阳气不足，无以与阴匹配的虚寒证；或阴气不足，无以制阳的虚热证，仅治其相对偏盛的阴盛或阳亢，则愈伤其本来不足之阴阳，从而导致阴更盛或阳更亢。故必须补阳以配阴，或滋阴以制阳，才能使阴阳相对平衡，而使疾病痊愈。这种"补阳抑阴"和"滋阴制阳"的法则，是治疗寒热证的变法，也是虚寒证、虚热证的治本之法。注意对"求其属"的认识。

《灵枢经》

本　输

肺合大肠，大肠者，传道之腑。心合小肠，小肠者，受盛之腑。肝合胆，胆者，中精之腑。脾合胃，胃者，五谷之腑。肾合膀胱，膀胱者，津液之腑也。少阴属肾，肾上连肺，故将两脏。三焦者，中渎之腑也，水道出焉，属膀胱，是孤之腑也。是六腑之所与合者。（1）国

【知识要点】原文论述脏腑相合理论。《内经》中关于脏腑配属存在几种不同的观点，主要有五脏配五腑、五脏配六腑、六脏配六腑等。本段提出了肺合大肠、心合小肠、肝合胆、脾合胃、肾合膀胱的五脏配五腑的模式，多出来的一腑即三焦，被命名为"孤之腑"。

本　神

天之在我者德也，地之在我者气也，德流气薄而生者也，故生之来谓之精，两精相搏谓之神，随神往来者谓之魂，并精而出入者谓之魄，所以任物者谓之心，心有所忆谓之意，意之所存谓之志，因志而存变谓之思，因思而远慕谓之虑，因虑而处物谓之智。（1）执国西

【知识要点】原文论"神"的生成、分类及精神意识、思维活动的产生。描述了心神从"任物"到"处物"的活动过程。精、神、魂、魄、心、意、志、思、虑、智，均属于"神"的范畴。天地相交，阴阳交错，升降相因而产生生命。精是物质基础，神是生命活力，生命之神由两精相搏而产生，形精相依而存在。魂是建立在神气活动基础上逐步发展完善的一种高级的、有意识的心理活动，包括感知觉、思维、意志及有意识的动作、睡眠等，若魂离开神的支配，可出现幻觉、梦魇等症状。魄是与生俱来的一种低级的、本能的感觉及动作，包括一些非条件反射性动作和耳听、目视、冷热痛痒等感觉，魄必须依附于形体而存在。完整的生命必须具备思维与认知能力。本文将复杂的精神活动、思维过程定位于"心"，即心具有接受外界刺激、统领精神活动的作用。思维过程可以概括为"心有所忆谓之意"，接受外界刺激（记忆）而产生意念；"意之所存谓之志"，意念积存，逐渐形成定见；"因志而存变谓之思"，围绕这一认识，反复酝酿思考；"因思而远慕谓之虑"，在反复思考的基础上进行由近及远、由浅入深的推想，并对未来和结果加以预测；"因虑而处物谓之智"，经过周密地思考，做出恰当的判断和处理。

故智者之养生也，必顺四时而适寒暑，和喜怒而安居处，节阴阳而调刚柔，如是则僻邪不至，长生久视。（2）国

【知识要点】原文论养生方法。注意养生与环境之间的关系。

肝藏血，血舍魂，肝气虚则恐，实则怒。脾藏营，营舍意，脾气虚则四肢不用，五脏不安，实则腹胀，经溲不利。心藏脉，脉舍神，心气虚则悲，实则笑不休。肺藏气，气舍魄，肺气虚则鼻塞不利，少气，实则喘喝，胸盈仰息。肾藏精，精舍志，肾气虚则厥，实则胀，五脏不安。（3）国

【知识要点】原文论五脏藏五神及其虚实病证特点。五神以五脏所藏的血、营、脉、气、精为物质基础。五脏功能有别，虚实证候也各有特点。五脏虚实既是精气的病变，也会影响精神情志；同理，精神情志的失常，也会影响精气运行失常从而导致脏腑病变。心为神明之主，肝主疏调情志，故凡五脏虚实病变，尤以心肝两脏病变最易伤神。脾肾两脏则分别为先后天之本，故脾肾之病均可直接影响其他脏腑，出现"五脏不安"。

营卫生会

人受气于谷，谷入于胃，以传与肺，五脏六腑，皆以受气，其清者为营，浊者为卫，营在脉中，卫在脉外，营周不休，五十而复大会，阴阳相贯，如环无端。卫气行于阴二十五度，行于阳二十五度，分为昼夜，故气至阳而起，至阴而止。（1）国西

【知识要点】原文论述营卫的生成和运行。营卫二气皆化生于水谷精气，水谷精气中富有营养、性质比较和柔者为营气，水谷精气中性质比较滑利慓悍者为卫气。营气行于脉中，组成血液，营养全身；卫气行于脉外，温煦肌肤，抗御外邪，亦散于胸腹腔中，温养内脏。注意对营气和卫气循行部位及循环的认识。

黄帝曰：夫血之与气，异名同类，何谓也？岐伯答曰：营卫者，精气也，血者，神气也。故血之与气，异名同类焉。故夺血者无汗，夺汗者无血。故人生有两死，而无两生。（2）西

【知识要点】原文论述血与气的关系。注意对"夺血者无汗，夺汗者无血"的理解。

上焦如雾，中焦如沤，下焦如渎，此之谓也。（3）国

【知识要点】原文论上、中、下三焦之气的功能特点。注意理解三焦各自的特点。

决　气

黄帝曰：余闻人有精、气、津、液、血、脉，余意以为一气耳，今乃辨为六名，余不知其所以然。岐伯曰：两神相搏，合而成形，常先身生，是谓精。何谓气？岐伯曰：上焦开发，宣五谷味，熏肤充身泽毛，若雾露之溉，是谓气。何谓津？岐伯曰：腠理发泄，汗出溱溱，是谓津。何谓液？岐伯曰：谷入气满，淖泽注于骨，骨属屈伸，泄泽，补益脑髓，皮肤润泽，是谓液。何谓血？岐伯曰：中焦受气取汁，变化而赤，是谓血。何谓脉？岐伯曰：壅遏营气，令无所避，是谓脉。（1）执国西

【知识要点】原文论述六气的概念及其生成。周身一气，皆化源于先天，依赖后天水谷精微不断充养。一气布于周身，依据其性质、分布部位及作用不同分为六气，即精、气、津、液、血、脉，六者同源异名，分之为六，合之为一。精，指先天之精，禀受于父母，来源于先天，长养于后天，能繁衍生命，是构成生命的原始物质。肾主蛰藏精气。气，包括宗气、卫气等，由上焦宣发，敷布全身，以温煦肌肤，充养脏腑，润泽皮毛，维持生命活动。肺为气之主。津液，津是较为清稀的体液，主要分布于体表，滋润皮肤肌腠，可以化为汗液排出体外；液是较为稠浊的体液，渗注骨骼，滑利关节，补益脑髓，润泽皮肤。脾主运化水液，生成津液。血，源于水谷精微，经气化变赤，行于脉中，具有营养滋润作用，是维持生命活动的重要物质。肝为血之库府。脉，指无形之脉气和有形之脉道，能约束营血，使之畅行脉中而不得妄行于外。心主血脉。注意把握六气的概念。

黄帝曰：六气者，有余不足，气之多少，脑髓之虚实，血脉之清浊，何以知之？岐伯曰：**精脱者，耳聋；气脱者，目不明；津脱者，腠理开，汗大泄；液脱者，骨属屈伸不利，色夭，脑髓消，胫酸，耳数鸣；血脱者，色白，夭然不泽，其脉空虚，此其候也。**（2）执 国

【知识要点】原文论述六气不足的临床表现。

黄帝曰：六气者，贵贱何如？岐伯曰：**六气者，各有部主也，其贵贱善恶，可为常主，然五谷与胃为大海也。**（3）国

【知识要点】原文强调了后天水谷对于六气的重要作用。注意对胃为五谷之海的认识。

本　脏

人之血气精神者，所以奉生而周于性命者也；经脉者，所以行血气而营阴阳，濡筋骨，利关节者也；卫气者，所以温分肉，充皮肤，肥腠理，司开阖者也；志意者，所以御精神，收魂魄，适寒温，和喜怒者也。是故血和则经脉流行，营覆阴阳，筋骨劲强，关节清利矣；卫气和则分肉解利，皮肤调柔，腠理致密矣；志意和则精神专直，魂魄不散，悔怒不起，五脏不受邪矣；寒温和则六腑化谷，风痹不作，经脉通利，肢节得安矣，此人之常平也。五脏者，所以藏精神、血气、魂魄者也；六腑者，所以化水谷而行津液者也。（1）国

【知识要点】原文论气血精神、脏腑的功能。血气精神能够滋养身体，保全性命；经脉是运行气血的通道；卫气既能温煦肌肤腠理，也可温养脏腑组织。志意是后天形成的一种自我调控能力，具有统摄精神、适应寒温变化、调节情志的作用，既是精神活动的一部分，又对精神活动，特别是情志思维活动具有调控作用。另外，需要注意五脏六腑的基本特性。

五　色

沉浊为内，浮泽为外，黄赤为风，青黑为痛，白为寒，黄而膏润为脓，赤甚者为血，痛甚为挛，寒甚为皮不仁。五色各见其部，察其浮沉，以知浅深；察其泽夭，以观成败；察其散抟，以知远近；视色上下，以知病处；积神于心，以知往今。（1）国

【知识要点】原文论察色的方法、要领及其临床意义。其提出了色泽主病，沉而浊为病在内属于脏病；浮而泽为病在外属于腑病；色黄赤属于风火之邪为病；色青黑为疼痛、拘挛，是因为气血凝滞则痛，痛甚则拘挛；色白为寒病，皮不仁，是因为寒伤皮肤，甚则皮不仁。接着提出了察色要领，如果色浮于外则主病轻浅而在表；如果色沉于内则主病深重而在里。色之润泽或枯夭可真实反映内脏精气盛衰，由此可测知疾病的轻重顺逆及预后的良恶。病色散在而不结聚者，发病时间较短，病情尚属轻浅，治之较易痊愈；病色抟聚不散者，发病时间较长，病情较深重，较难以治愈。从面部病色出现部位的或上或下，就可以测知疾病所在。

天　年

以母为基，以父为楯，失神者死，得神者生也。（1）国

【知识要点】原文论述人体胚胎的形成及神的重要性。人体胚胎由父精母血相合，阴为基，阳为用，阴阳交感，胚胎形成。注意神对生命具有极为重要的作用。

百病始生

黄帝问于岐伯曰：夫百病之始生也，皆生于风雨寒暑，清湿喜怒。喜怒不节，则伤脏，风雨则伤上，清湿则伤下。三部之气，所伤异类，愿闻其会。岐伯曰：三部之气各不同，或起于阴，或起于阳，请言其方。喜怒不节，则伤脏，脏伤则病起于阴也；清湿袭虚，则病起于下；风雨袭虚，则病起于上，是谓三部。至于其淫泆，不可胜数。（1）国　西

【知识要点】原文论述病因的三分法。根据邪气的来源、损伤部位不同，病因可分为"三部之气"：源于天之风雨寒暑等六淫邪气，始伤于人体的上部；源于地之寒湿之邪，始伤于人体的下部；源于人体自身的喜怒不节等情志因素，则直接伤人脏腑。注意把握不同病因的特点。

风雨寒热，不得虚，邪不能独伤人。卒然逢疾风暴雨而不病者，盖无虚，故邪不能独伤人，此必因虚邪之风，与其身形，两虚相得，乃客其形，两实相逢，众人肉坚。其中于虚邪也，因于天时，与其身形，参以虚实，大病乃成。气有定舍，因处为名，上下中外，分为三员。（2）执　国

【知识要点】原文论述"两虚相得，乃客其形"的发病观。发病是机体正气不足以抗拒病邪侵害而导致疾病发生的过程，其主要取决于正气与邪气斗争的胜负结果。"两实相逢，众人肉坚"，为正气充足，邪气不犯，故机体不发病；若"两虚相得，乃客其形"，则为正气不足以抗拒病邪侵袭而发病。其中，正气不足是发病的内在根据，邪气侵扰是发病的重要条件。

黄帝曰：其生于阴者奈何？岐伯曰：忧思伤心；重寒伤肺；忿怒伤肝；醉以入房，汗出当风伤脾；用力过度，若入房汗出浴则伤肾。此内外三部之所生病者也。（3）国　西

【知识要点】原文论五脏病的常见病因。五脏病的发生，常由内外合邪所致。本段强调了七情失常、饮食不调、居处失宜及房事不节等内伤因素，体现了人体正气，特别是五脏精气在发病中的重要性。在外感发病过程中，正气强弱起着决定性作用，在内伤病的发病中，脏气的作用显得更为重要。注意病因与各脏的关系。

刺节真邪

真气者，所受于天，与谷气并而充身也。（1）国

【知识要点】原文指出真气本于先天元气，受后天水谷之气的滋养而化生。

大惑论

五脏六腑之精气，皆上注于目而为之精。精之窠为眼，骨之精为瞳子，筋之精为黑眼，血之精为络，其窠气之精为白眼，肌肉之精为约束，裹撷筋骨血气之精而与脉并为系，上属于脑，后出于项中。（1）国

【知识要点】原文论述眼睛与五脏的关系。眼睛及其视觉的形成是五脏精气上注，阴阳协调的结果。目与五脏有密切的联系。后世五轮说将瞳仁称水轮，黑睛称风轮，目眦称血轮，白睛称气轮，眼睑称肉轮，分别与肾、肝、心、肺、脾相联系，是眼科疾病诊断和治疗的理论基础。

《伤寒论》篇 ▷▷▷

辨太阳病脉证并治

太阳之为病，脉浮，头项强痛而恶寒。（1）㊊国西

【知识要点】原文为太阳病的提纲。邪袭太阳，经气不利，营卫失和，正气奋起抗邪，正邪交争于表是太阳病的本质，本条所论为太阳病的主要脉症，也是表证共有的症状。要注意，本提纲证概括不了所有的太阳病。

太阳病，发热，汗出，恶风，脉缓者，名为中风。（2）国西

【知识要点】原文论述太阳中风证的主要脉症。太阳中风证以汗出、脉缓为特征，揭示了本证营卫不和，卫强营弱的病机。脉缓为脉象柔缓而不紧急之意。

太阳病，或已发热，或未发热，必恶寒，体痛，呕逆，脉阴阳俱紧者，名为伤寒。（3）国西

【知识要点】原文论述太阳伤寒证的主要脉症。"脉阴阳俱紧"的"阴阳"指寸、关、尺三部均见紧象。虽然此条文未明确提及汗出与否，但根据本证卫阳郁遏、营阴郁滞的病理特点可知本证当为无汗。太阳伤寒证以无汗、脉紧为特征，注意与汗出、脉缓为特征的太阳中风证鉴别。

太阳病，发热而渴，不恶寒者，为温病。（6上）国

【知识要点】原文为太阳温病的提纲。太阳温病与太阳中风证、太阳伤寒证相比，突出的特点是发热而渴，不恶寒或恶寒轻微，反映了温邪犯表，化热伤津，营卫失和的病理特点。

病有发热恶寒者，发于阳也；无热恶寒者，发于阴也。（7上）国

【知识要点】原文论外感病中阴阳的辨证要点。发热表示正气不衰，能与邪气相争，故多为阳经病表现，如太阳病的恶寒发热，少阳病的寒热往来，阳明病的但热不寒。无热恶寒表示正气不足，抗邪无力，多属阴经病表现。但也要注意太阳伤寒证早期有"或未发热"的阶段，少阴病阴盛格阳，也会有外见假热的情况。

病人身大热，反欲得衣者，热在皮肤，寒在骨髓也；身大寒，反不欲近衣者，寒在皮肤，热在骨髓也。（11）国

【知识要点】原文举例说明辨寒热真假的要点。皮肤和骨髓分别指代表象与实质。病人身大热，而反怕冷欲穿衣，是阴寒凝聚于内，虚阳浮越于外所致，身大热是假热，欲得衣是真寒；身大寒，而反不欲加盖衣被，是邪热壅遏于内，阳气不能透达于外所致，身大寒是假寒，不欲近衣是真热。强调诊察疾病时一定要透过现象看本质，不要被表面的现象所迷惑。

太阳中风，阳浮而阴弱，阳浮者，热自发，阴弱者，汗自出，啬啬恶寒，淅淅恶风，翕翕发热，鼻鸣干呕者，桂枝汤主之。（12）执国西

桂枝汤方

桂枝三两，去皮　芍药三两　甘草二两，炙　生姜三两，切　大枣十二枚，擘

上五味，㕮咀三味，以水七升，微火煮取三升，去滓，适寒温，服一升。服已须臾，啜热稀粥一升余，以助药力。温覆令一时许，遍身漐漐微似有汗者益佳，不可令如水流漓，病必不除。若一服汗出病差，停后服，不必尽剂。若不汗，更服依前法。又不汗，后服小促其间。半日许，令三服尽。若病重者，一日一夜服，周时观之，服一剂尽，病证犹在者，更作服。若汗不出，乃服至二三剂。禁生冷、黏滑、肉面、五辛、酒酪、臭恶等物。

【知识要点】原文论太阳中风证的脉症、病机、治法与方药。脉轻取为浮象称"阳浮"，因卫气浮盛于外，故发热；脉沉取为弱象称"阴弱"，是因汗出导致体内的营阴不足所致。阳浮而阴弱，既指浮缓的脉象，又提示了卫强营弱的病机。治疗当解肌祛风，调和营卫，方用桂枝汤。注意本方的煎服法和药后调护。

太阳病，头痛，发热，汗出，恶风，桂枝汤主之。（13）国

【知识要点】原文论桂枝汤证的症状。头痛、发热、恶风是太阳中风证、太阳伤寒证所共有，要注意汗出一症为两者的鉴别要点。

太阳病，项背强几几，反汗出恶风者，桂枝加葛根汤主之。（14）国

桂枝加葛根汤方

葛根四两　麻黄三两，去节　芍药二两　生姜三两，切　甘草二两，炙　大枣十二枚，擘　桂枝二两，去皮

上七味，以水一斗，先煮麻黄、葛根，减二升，去上沫，内诸药，煮取三升，去滓。温服一升，覆取微似汗，不须啜粥，余如桂枝法将息及禁忌。臣亿等谨按仲景本论，太阳中风自汗用桂枝，伤寒无汗用麻黄，今证云汗出恶风，而方中有麻黄，恐非本意也。第三卷有葛根汤证云，无汗恶风，正与此方同，是合用麻黄也。此云桂枝加葛根汤，恐是桂枝中但加葛根耳。

【知识要点】原文论太阳中风兼经气不利证的证治。太阳病出现项背强，多无汗恶风，今见汗出，故曰"反"。太阳病本可以出现头项强痛，本条特意提出"项背强几几，

是强调其程度重、范围广。其病机是风寒外袭，营卫不和，经气不利，筋脉失养。治当解肌祛风，调和营卫，生津舒筋。方用桂枝加葛根汤。方中桂枝汤可解肌祛风，调和营卫。葛根一则升阳发表，解肌祛风，助桂枝汤以发表解肌；二则宣通经气，解经脉气血之郁滞；三则生津液，起阴气，以缓解筋脉之拘急。注意方中麻黄的使用需要参考方后注。项背强几几及汗出是本证辨证要点。

太阳病三日，已发汗，若吐、若下、若温针，仍不解者，此为坏病，桂枝不中与之也。观其脉证，知犯何逆，随证治之。桂枝本为解肌，若其人脉浮紧，发热汗不出者，不可与之也。常须识此，勿令误也。（16）国西

【知识要点】原文论坏病的概念、治则，以及太阳伤寒证禁用桂枝汤。坏病，即指变证，是因误治而致病情发生变化，不按六经规律传变，产生复杂证情的病证。若太阳病治不得法，出现坏病，则桂枝汤证已不在，不可再用桂枝汤来治疗。应该"观其脉证"，即四诊合参，收集病情资料，分析判断，找出疾病的病机所在，做出可靠诊断，即"知犯何逆"，并以之制定治法和方药。注意本文所体现出的辨证论治思想。

喘家，作桂枝汤，加厚朴杏子佳。（18）国

【知识要点】原文论外感风寒引发喘息宿疾的证治。患者素有咳喘，复感风寒，产生太阳中风证，又引动咳喘宿疾，治疗当用桂枝汤以解肌发表，调和营卫而治新感，又加厚朴、杏仁降气平喘以治宿疾。太阳中风兼喘证是本证辨证要点。

太阳病，发汗，遂漏不止，其人恶风，小便难，四肢微急，难以屈伸者，桂枝加附子汤主之。（20）国西

桂枝加附子汤方

桂枝三两，去皮 **芍药**三两 **甘草**三两，炙 **生姜**三两，切 **大枣**十二枚，擘 **附子**一枚，炮，去皮，破八片

上六味，以水七升，煮取三升，去滓，温服一升。本云桂枝汤，今加附子，将息如前法。

【知识要点】原文论太阳病发汗太过致阳虚漏汗证的证治。遂漏不止指不间断地小量汗出。小便难是小便量少且不畅。微急是轻度拘急。太阳病如果发汗太过，阳受伤则腠理不固，不耐风寒，故恶风、汗出不止；伤阴而失于濡润、伤阳而失于温煦则四肢拘急、难以屈伸；伤阴而津液亏少，伤阳而气化无力，故小便量少而不畅。本证阴阳双亏，但主要矛盾在阳虚不固，故治疗当以扶阳解表为主，方用桂枝汤以调和营卫，加附子温经复阳，固表止汗。

太阳病，下之后，脉促胸满者，桂枝去芍药汤主之。（21）国

桂枝去芍药汤方

桂枝三两，去皮 **甘草**二两，炙 **生姜**三两，切 **大枣**十二枚，擘

上四味，以水七升，煮取三升，去滓，温服一升。本云桂枝汤，今去芍药，将息如前法。

【知识要点】原文论太阳病误下后胸阳不振，表寒不解的证治。脉促指脉来急促。太阳病误用下法，损伤胸阳，表邪内陷，胸阳损伤不甚，仍能与邪相争，但不能驱邪外出，脉象表现为脉来急促，因胸阳布达无力故胸满。本证的病机为表邪未解，邪陷胸中，胸阳受挫，治当解肌祛风，兼通心阳，方用桂枝、生姜散表寒，桂枝、炙甘草助通心阳，大枣、炙甘草补中州、益中气，去有碍宣通阳气的芍药。

若微恶寒者，桂枝去芍药加附子汤主之。（22）囯
桂枝去芍药加附子汤方

桂枝三两，去皮　甘草二两，炙　生姜三两，切　大枣十二枚，擘　附子一枚，炮，去皮，破八片

上五味，以水七升，煮取三升，去滓，温服一升。

本云桂枝汤，今去芍药加附子，将息如前法。

【知识要点】原文论太阳病误下致胸阳损伤较重，表寒不解的证治。微寒指脉微而恶寒，本条承接第21条，太阳病误下后胸阳损伤较为严重，表寒不解，故脉微，恶风寒亦加重。治当解肌祛风，温经复阳，故在桂枝去芍药汤的基础上加炮附子以加强复阳之功。

太阳病，得之八九日，如疟状，发热恶寒，热多寒少，其人不呕，清便欲自可，一日二三度发。脉微缓者，为欲愈也；脉微而恶寒者，此阴阳俱虚，不可更发汗、更下、更吐也；面色反有热色者，未欲解也，以其不能得小汗出，身必痒，宜桂枝麻黄各半汤。（23）酉
桂枝麻黄各半汤方

桂枝一两十六铢，去皮　芍药　生姜切　甘草炙　麻黄各一两，去节　大枣四枚，擘　杏仁二十四枚，汤浸，去皮尖及两仁者

上七味，以水五升，先煮麻黄一二沸，去上沫，内诸药，煮取一升八合，去滓，温服六合。本云桂枝汤三合，麻黄汤三合，并为六合，顿服，将息如上法。臣亿等谨按桂枝汤方，桂枝、芍药、生姜各三两，甘草二两，大枣十二枚。麻黄汤方，麻黄三两，桂枝二两，甘草一两，杏仁七十个。今以算法约之，二汤各取三分之一，即得桂枝一两十六铢，芍药、生姜、甘草各一两，大枣四枚，杏仁二十三个零三分枚之一，收之得二十四个，合方，详此方乃三分之一，非各半也，宜云合半汤。

【知识要点】原文论太阳病日久不愈的三种转归及表郁轻证的证治。如疟状指出现阵发性的发热恶寒，发无定时，似疟非疟。清便欲自可指大小便正常。脉微缓是指脉不浮紧，稍偏和缓。阴阳俱虚即表里皆虚。热色即指红色。太阳病虽久而不愈，但病仍在表，病一日发两三次，说明病久邪微。若脉象由浮紧变和缓，说明邪气渐退，病将愈。若脉象变微，恶寒加重，提示表里阳气虚弱，不能再用攻法，治当扶阳祛邪。若寒邪郁热于表，面色发红，身体瘙痒，治当用桂枝麻黄各半汤小发其汗。注意桂枝麻黄各半汤

实际上是两方各取 1/3 量的合方。

服桂枝汤，大汗出，脉洪大者，与桂枝汤如前法。若形似疟，一日再发者，汗出必解，宜桂枝二麻黄一汤。（25）西

桂枝二麻黄一汤方

桂枝一两十七铢，去皮　　芍药一两六铢　　麻黄十六铢，去节　　生姜一两六铢，切　　杏仁十六个，去皮尖　　甘草一两二铢，炙　　大枣五枚，擘

上七味，以水五升，先煮麻黄一二沸，去上沫，内诸药，煮取二升，去滓，温服一升，日再服。本云桂枝汤二分、麻黄汤一分，合为二升，分再服。今合为一方，将息如前法。臣亿等谨按桂枝汤方，桂枝、芍药、生姜各三两，甘草二两，大枣十二枚。麻黄汤方，麻黄三两，桂枝二两，甘草一两，杏仁七十个。今以算法约之：桂枝汤取十二分之五，即得桂枝、芍药、生姜各一两六铢，甘草二十铢，大枣五枚；麻黄汤取九分之二，即得麻黄十六铢，桂枝十铢三分铢之二，收之得十一铢，甘草五铢三分铢之一，收之得六铢，杏仁十五个九分枚之四，收之得十六个。二汤所取相合，即共得桂枝一两十七铢，麻黄十六铢，生姜、芍药各一两六铢，甘草一两二铢，大枣五枚，杏仁十六个，合法。

【知识要点】原文论述服桂枝汤大汗出后的两种不同转归和治疗。太阳病中风证服用桂枝汤，大汗出后，脉象由浮缓转变成了洪大，此时注意与阳明热实证相鉴别。此处患者未出现大热、烦渴等症状，仍恶寒发热，代表阳气浮盛于外，与邪相争，因此仍可用桂枝汤以解肌祛风、调和营卫。若患者呈现阵发性的恶寒发热，一天发作两次，提示外邪已较弱，只需微发其汗，用桂枝二麻黄一汤治疗。

服桂枝汤，大汗出后，大烦渴不解，脉洪大者，白虎加人参汤主之。（26）西

白虎加人参汤方

知母六两　　石膏一斤，碎，绵裹　　甘草二两，炙　　人参二两　　粳米六合

上五味，以水一斗，煮米熟汤成，去滓，温服一升，日三服。此方立夏后，立秋前，乃可服；立秋后不可服；正月、二月、三月尚凛冷，亦不可与服之，与之则呕利而腹痛。诸亡血虚家，亦不可与，得之则腹痛利者，但可温之，当愈。

【知识要点】原文论太阳病内传阳明，热盛气阴两伤的证治。太阳病，服桂枝汤大汗出后，化热化燥，伤津耗气，出现心烦，口渴，脉洪大，治当清邪热，益气津，方用白虎加人参汤。

太阳病，发热恶寒，热多寒少，脉微弱者，此无阳也，不可发汗。宜桂枝二越婢一汤。（27）西

桂枝二越婢一汤方

桂枝去皮　　芍药　　麻黄　　甘草各十八铢，炙　　大枣四枚，擘　　生姜一两二铢，切　　石膏二十四铢，碎，绵裹

上七味，以水五升，煮麻黄一二沸，去上沫，内诸药，煮取二升，去滓，温服一升。本云：当裁为越婢汤、桂枝汤，合之饮一升。今合为一方，桂枝汤二分，越婢汤

一分。臣亿等谨按桂枝汤方：桂枝、芍药、生姜各三两，甘草二两，大枣十二枚。越婢汤方：麻黄二两，生姜三两，甘草二两，石膏半斤，大枣十五枚。今以算法约之：桂枝汤取四分之一，即得桂枝、芍药、生姜各十八铢，甘草十二铢，大枣三枚；越婢汤取八分之一，即得麻黄十八铢、生姜九铢、甘草六铢、石膏二十四铢，大枣一枚八分之七，弃之。二汤所取相合，即共得桂枝、芍药、甘草、麻黄各十八铢，生姜一两三铢，石膏二十四铢，大枣四枚，合方。旧云，桂枝三，今取四分之一，即当云桂枝二也。越婢汤方见仲景杂方中。《外台秘要》一云起脾汤。

【知识要点】原文论表郁内热轻证的证治。太阳病，热多寒少，说明表寒已经减轻，以方测证可推知里有热，故可有口渴、心烦等症，治当轻散表寒，兼清里热，方用桂枝二越婢一汤。注意若见脉微弱，是阳气不足，不可发汗。

服桂枝汤，或下之，仍头项强痛，翕翕发热，无汗，心下满微痛，小便不利者，桂枝去桂加茯苓白术汤主之。（28）国

桂枝去桂加茯苓白术汤方

芍药三两　甘草二两，炙　生姜切　白术　茯苓各三两　大枣十二枚，擘

上六味，以水八升，煮取三升，去滓，温服一升，小便利则愈。本云桂枝汤今去桂枝加茯苓、白术。

【知识要点】原文论水气内停而导致太阳经气不利的证治。水饮内停，犯及不同部位，变生症候较多，阻滞膀胱气机，故小便不利；结于心下，故心下满微痛；阻滞太阳经气，营卫郁遏，故项背强痛、恶寒、翕翕发热、无汗。治当通利水饮。方用桂枝去桂加茯苓白术汤。去桂枝是防止其散水饮至太阳经脉。

太阳病，项背强几几，无汗恶风，葛根汤主之。（31）国西

葛根汤方

葛根四两　麻黄三两，去节　桂枝二两，去皮　生姜三两，切　甘草二两，炙　芍药二两　大枣十二枚，擘

上七味，以水一斗，先煮麻黄、葛根，减二升，去白沫，内诸药，煮取三升，去滓，温服一升。覆取微似汗。余如桂枝法将息及禁忌。诸汤皆仿此。

【知识要点】原文论太阳伤寒证兼经气不利的证治。太阳经发生病变，以项背强几几为主症，提示太阳经输不利；无汗恶风提示外寒甚，营卫郁遏较重，属于伤寒表实证。治当发汗解表，升津液舒筋脉，方用葛根汤。注意有无汗出是本证与桂枝加葛根汤证的重要鉴别点。

太阳与阳明合病者，必自下利，葛根汤主之。（32）国西

【知识要点】原文论太阳阳明合病下利的证治。外感风寒，束于太阳肌表，不能外解而内迫于阳明，导致大肠传导失常出现下利。治当以解太阳表寒为先，表解阳明里自和。方用葛根汤外散风寒，升清而止利。

太阳与阳明合病，不下利但呕者，葛根加半夏汤主之。（33）国西

葛根加半夏汤方

葛根四两　麻黄三两，去节　甘草二两，炙　芍药二两　桂枝二两，去皮　生姜二两，切　半夏半升，洗　大枣十二枚，擘

上八味，以水一斗，先煮葛根、麻黄，减二升，去白沫，内诸药，煮取三升，去滓，温服一升。覆取微似汗。

【知识要点】原文论太阳阳明合病而致呕吐的证治。外感风寒，束于太阳肌表，不能外解，内迫于阳明，导致胃失通降而上逆，出现呕吐。治当以葛根汤双解太阳阳明，加半夏以和胃降逆。

太阳病，桂枝证，医反下之，利遂不止。脉促者，表未解也；喘而汗出者，葛根黄芩黄连汤主之。（34）执国西

葛根黄芩黄连汤方

葛根半斤　甘草二两，炙　黄芩三两　黄连三两

上四味，以水八升，先煮葛根，减二升，内诸药，煮取二升，去滓，分温再服。

【知识要点】原文论述里热夹表邪下利的证治。太阳中风证误用下法，可出现不同转归，若伤及肠腑则下利不止，脉来急促提示正气损伤不甚，仍能向外抗邪，此属表证未解而肠腑不和，可用桂枝汤扶正解表，加葛根生津止利。如果表邪入里化热，下迫大肠，里热壅盛，犯及肺而喘，里热蒸于体表则汗出，表证已不重，治当清里解表，方用葛根黄芩黄连汤。本证以下利为辨证要点。

太阳病，头痛发热，身疼腰痛，骨节疼痛，恶风无汗而喘者，麻黄汤主之。（35）执国西

麻黄汤方

麻黄三两，去节　桂枝二两，去皮　甘草一两，炙　杏仁七十个，去皮尖

上四味，以水九升，先煮麻黄，减二升，去上沫，内诸药，煮取二升半，去滓，温服八合。覆取微似汗，不须啜粥，余如桂枝法将息。

【知识要点】原文论太阳伤寒证的证治。若感受较重寒邪，凝滞太阳在表之经络气血，出现头痛、身疼、腰痛、骨节疼痛诸多痛症，寒性郁闭腠理营卫则汗不得出，卫气不得温煦肌表则恶风寒，正邪交争于表则发热，表闭则肺气失宣而喘。病机为风寒外束，卫阳被遏，营阴郁滞，肺气失宣，治当用麻黄汤以辛温发汗、宣肺平喘。注意本证和太阳中风证的鉴别。

太阳中风，脉浮紧，发热恶寒，身疼痛，不汗出而烦躁者，大青龙汤主之。若脉微弱，汗出恶风者，不可服之。服之则厥逆，筋惕肉𣊓，此为逆也。（38）国西

大青龙汤方

麻黄六两，去节　桂枝二两，去皮　甘草二两，炙　杏仁四十枚，去皮尖　生姜三两，切

大枣十枚，擘　石膏如鸡子大，碎

　　上七味，以水九升，先煮麻黄，减二升，去上沫，内诸药，煮取三升，去滓，温服一升，取微似汗。汗出多者，温粉粉之。一服汗者，停后服。若复服，汗多亡阳遂虚，恶风烦躁，不得眠也。

　　【知识要点】原文论太阳伤寒证兼阳郁内热的证治。脉浮紧、发热恶寒、身疼痛、不汗出，说明有风寒侵袭太阳经的伤寒表实证；烦躁说明太阳经郁闭，邪气无从发越，郁而化热，扰动心神。本证病机为风寒外束，兼阳郁内热，用麻黄汤倍麻黄，减杏仁剂量，加石膏、生姜、大枣的大青龙汤治疗。本证以不汗出而烦躁作为辨证要点。

　　伤寒脉浮缓，身不疼但重，乍有轻时，无少阴证者，大青龙汤发之。（39）⑲

　　【知识要点】原文论太阳伤寒证兼阳郁内热的证治。寒凝闭肌表，脉浮紧，阳气郁而化热，凝闭之机犹在但渐变和缓，故与脉浮紧对比而言脉浮缓。营阴郁滞的身疼痛也因阳郁化热，热壅经气不利变为身重，邪气进退表里之间，故见身重有轻时。治当外散风寒，内清郁热，方用大青龙汤。注意此处身重要与少阴病阴盛阳衰、气血不足身重相区别，少阴病身重当伴有脉微细、恶寒肢厥、但欲寐等症。

　　伤寒表不解，心下有水气，干呕发热而咳，或渴，或利，或噎，或小便不利、少腹满，或喘者，小青龙汤主之。（40）㉚⑲⑲

　　小青龙汤方

　　麻黄去节　芍药　细辛　干姜　甘草炙　桂枝去皮，各三两　五味子半升　半夏半升，洗

　　上八味，以水一斗，先煮麻黄减二升，去上沫，内诸药，煮取三升，去滓，温服一升。若渴，去半夏，加栝楼根三两；若微利，去麻黄，加荛花，如一鸡子，熬令赤色；若噎者，去麻黄，加附子一枚，炮；若小便不利、少腹满者，去麻黄，加茯苓四两；若喘，去麻黄，加杏仁半升，去皮尖。且荛花不治利。麻黄主喘，今此语反之，疑非仲景意。臣亿等谨按小青龙汤，大要治水。又按本草，荛花下十二水。若水去，利则止也。又按《千金》，形肿者，应内麻黄。乃以杏仁者，以麻黄发其阳故也。以此证之，岂非仲景意也。

　　【知识要点】原文论太阳伤寒证兼水饮内停的证治。伤寒表实证不解，又出现了水饮内停，累及胃脘则呕，累及肺则咳喘，水饮还可随气累及多个脏腑出现诸多或然症。治当辛温解表，温化水饮。方用小青龙汤，方中麻黄、桂枝外散风寒，芍药配桂枝调和营卫，干姜、半夏、细辛温化水饮，五味子敛肺止咳，炙甘草调和诸药。注意根据水饮累及部位不同还需调整方药对应治疗。心下有水气是本证要点。

　　伤寒心下有水气，咳有微喘，发热不渴。服汤已渴者，此寒去欲解也。小青龙汤主之。（41）⑲

　　【知识要点】原文论太阳伤寒证兼水饮内停的证治。本条接第40条，补充说明服用小青龙汤后患者可由不渴变为口渴，表示寒饮已消，津液一时不足，是病欲解之兆。

太阳病，下之微喘者，表未解故也，桂枝加厚朴杏子汤主之。（43）国

桂枝加厚朴杏子汤方

桂枝三两，去皮　甘草二两，炙　生姜三两，切　芍药三两　大枣十二枚，擘　厚朴二两，炙，去皮　杏仁五十枚，去皮尖

上七味，以水七升，微火煮取三升，去滓，温服一升，覆取微似汗。

【知识要点】原文论太阳病下后表证不解兼喘的证治。太阳病误用下法，表证未解，同时，肺气上逆而喘，治当用桂枝汤以解肌发表，调和营卫，加厚朴、杏仁降气平喘。

病常自汗出者，此为荣气和，荣气和者，外不谐，以卫气不共荣气谐和故尔。以荣行脉中，卫行脉外。复发其汗，荣卫和则愈。宜桂枝汤。（53）国西

【知识要点】原文论桂枝汤在杂病营卫不和证中的应用。卫气不和导致腠理失阖，营阴外泄而汗出，治当用桂枝汤复发其汗以调和营卫。注意对汗出病机的分析。

病人脏无他病，时发热自汗出而不愈者，此卫气不和也。先其时发汗则愈，宜桂枝汤。（54）国西

【知识要点】原文论桂枝汤在杂病营卫不和证中的应用。卫气不和导致腠理失开，卫气郁滞则发热，郁热迫体内的营阴外泄而汗出，治当用桂枝汤先其时发汗以调和营卫。注意与第53条相参。

凡病，若发汗、若吐、若下、若亡血、亡津液，阴阳自和者，必自愈。（58）国

【知识要点】原文论阴阳自和是各种疾病自愈的基础。疾病经误治，可导致血液、津液损伤，若通过人体自身调节，达到新的平衡，即可自愈。注意对阴阳自和的认识。

下之后，复发汗，昼日烦躁不得眠，夜而安静，不呕，不渴，无表证，脉沉微，身无大热者，干姜附子汤主之。（61）国西

干姜附子汤方

干姜一两　附子一枚，生用，去皮，切八片

上二味，以水三升，煮取一升，去滓，顿服。

【知识要点】原文论肾阳暴虚烦躁证的证治。太阳病误治后阳气暴虚，阴寒内盛，于是脉象沉微；虚阳外越于表，故身热不盛；白天阳气旺，虚阳得天阳的帮助与阴寒相争，故昼日烦躁不得眠；夜间阴气盛，虚阳无力与阴寒相争，故夜而安静。注意此处的烦躁要与阳热实证相鉴别，不呕则非少阳，不渴则非阳明，无表证则非太阳。此外本证病势较急，当用干姜、生附子浓煎顿服以快速回阳。

发汗后，身疼痛，脉沉迟者，桂枝加芍药生姜各一两人参三两新加汤主之。（62）国

桂枝加芍药生姜各一两人参三两新加汤方

桂枝三两，去皮　芍药四两　甘草二两，炙　人参三两　大枣十二枚，擘　生姜四两

上六味，以水一斗二升，煮取三升，去滓，温服一升。本云桂枝汤，今加芍药、生姜、人参。

【知识要点】原文论述汗后气营不足身痛的证治。太阳病发汗后身疼痛，或因风寒未除，郁而身痛，脉象应浮，但此处脉沉迟，说明身痛是因气血不足，身体失养所致，治当调和营卫，益气和营。药用桂枝汤调和营卫，重用芍药增和营血并通络止痛之功，加生姜配桂枝宣通阳气，内和脾胃，以利气血生化，人参则具有益气生津血的作用。

发汗后，不可更行桂枝汤，汗出而喘，无大热者，可与麻黄杏仁甘草石膏汤。（63）执国西

麻黄杏仁甘草石膏汤方

麻黄四两，去节　杏仁五十个，去皮尖　甘草二两，炙　石膏半斤，碎，绵裹

上四味，以水七升，煮麻黄，减二升，去上沫，内诸药，煮取二升，去滓，温服一升。

【知识要点】原文论太阳病误治而成邪热壅肺证的证治。发汗后，桂枝汤证已变，表无大热，为邪热壅肺证，治疗当清热宣肺，降气平喘，方用麻黄杏仁甘草石膏汤。注意方中石膏剂量为麻黄的两倍，借石膏之凉制约麻黄之温。

发汗过多，其人叉手自冒心，心下悸，欲得按者，桂枝甘草汤主之。（64）执国西

桂枝甘草汤方

桂枝四两，去皮　甘草二两，炙

上二味，以水三升，煮取一升，去滓，顿服。

【知识要点】原文论发汗过多损伤心阳导致心悸的证治。发汗过多，心阳随汗外泄而虚损，心失所养则心悸，故双手交叉于胸前按压以顾护心阳。治当温通心阳，用桂枝配炙甘草辛甘化阳。注意本方药物比例，并须浓煎顿服，意在使药物尽快获效。

发汗后，其人脐下悸者，欲作奔豚，茯苓桂枝甘草大枣汤主之。（65）国

茯苓桂枝甘草大枣汤方

茯苓半斤　桂枝四两，去皮　甘草二两，炙　大枣十五枚，擘

上四味，以甘澜水一斗，先煮茯苓，减二升，内诸药，煮取三升，去滓，温服一升，日三服。作甘澜水法：取水二斗，置大盆内，以杓扬之，水上有珠子五六千颗相逐，取用之。

【知识要点】原文论心阳虚欲作奔豚的证治。发汗后心阳受损，不能下蛰以暖肾，肾水不能蒸化而欲上乘，治当温通心阳，化气利水。方用茯苓桂枝甘草大枣汤，方中重用茯苓至半斤，为《伤寒论》群方之最，配桂枝化气利水，桂枝、炙甘草温通心阳。本

证以脐下悸为辨证要点。注意本方的煎煮用水较为特殊。

发汗后，腹胀满者，厚朴生姜半夏甘草人参汤主之。（66）国
厚朴生姜半夏甘草人参汤方

厚朴半斤，炙，去皮　　生姜半斤，切　　半夏半升，洗　　甘草二两　　人参一两

上五味，以水一斗，煮取三升，去滓，温服一升，日三服。

【知识要点】原文论发汗后脾气虚，痰湿阻滞腹胀的证治。发汗后损伤脾气，运化失常，痰湿内生，阻滞脾气而腹胀。治当温运健脾，消胀除满。腹胀为本证的辨证要点。

伤寒若吐、若下后，心下逆满，气上冲胸，起则头眩，脉沉紧，发汗则动经，身为振振摇者，茯苓桂枝白术甘草汤主之。（67）执 国 西
茯苓桂枝白术甘草汤方

茯苓四两　　桂枝三两，去皮　　白术　　甘草各二两，炙

上四味，以水六升，煮取三升，去滓，分温三服。

【知识要点】原文论脾虚水停证的证治。伤寒误治后损伤脾阳，运化无力，水饮内停，逆而上冲。治疗当温阳化饮，平冲降逆，方用苓桂术甘汤。

太阳病，发汗后，大汗出，胃中干，烦躁不得眠，欲得饮水者，少少与饮之，令胃气和则愈。若脉浮，小便不利，微热消渴者，五苓散主之。（71）执 国 西
五苓散方

猪苓十八铢，去皮　　泽泻一两六铢　　白术十八铢　　茯苓十八铢　　桂枝半两，去皮

上五味，捣为散，以白饮和服方寸匕，日三服。多饮暖水，汗出愈，如法将息。

【知识要点】原文论太阳病蓄水证的脉症、病机、治法与方药。胃中干指胃中津液不足。消渴是口渴饮水不解。水逆是水停下焦，气不化津，津不上承而致口渴，饮入即吐的症状。太阳病发汗太过可有不同转归，若胃中津液损伤而出现口渴，少量饮水自可；若太阳病的表邪不解，循经入腑，影响膀胱气化，水蓄下焦而出现脉浮发热、小便不利、消渴，治当通阳化气利水，兼以解表。方用五苓散。注意服用本方时须白饮和服、多饮暖水，汗出则愈。

发汗后，水药不得入口为逆。若更发汗，必吐下不止。发汗吐下后，虚烦不得眠，若剧者，必反复颠倒，心中懊恼，栀子豉汤主之；若少气者，栀子甘草豉汤主之；若呕者，栀子生姜豉汤主之。（76）执 国 西
栀子豉汤方

栀子十四个，擘　　香豉四合，绵裹

上二味，以水四升，先煮栀子，得二升半，内豉，煮取一升半，去滓，分为二服，温进一服，得吐者，止后服。

栀子甘草豉汤方

栀子十四个，擘　甘草二两，炙　香豉四合，绵裹

上三味，以水四升，先煮栀子、甘草，取二升半，内豉，煮取一升半，去滓，分二服，温进一服，得吐者，止后服。

栀子生姜豉汤方

栀子十四个，擘　生姜五两　香豉四合，绵裹

上三味，以水四升，先煮栀子、生姜，取二升半，内豉，煮取一升半，去滓，分二服，温进一服，得吐者，止后服。

【知识要点】原文论述热扰胸膈证的成因与证治。虚烦是指无形邪热导致的烦躁。心中懊憹是心中烦闷殊甚，莫可名状。发汗后若损伤中阳，可不纳水药。若再发汗，阳气更损，可吐下不止。病经发汗、吐、下，有形之邪已去，但留无形邪热内扰胸膈，治当清宣郁热。若兼气虚还应补气；若兼胃气不和，还当和胃。

太阳病发汗，汗出不解，其人仍发热，心下悸，头眩，身𦙃动，振振欲擗地者，真武汤主之。（82）国 西

真武汤方

茯苓　芍药　生姜各三两，切　白术二两　附子一枚，炮，去皮，破八片

上五味，以水八升，煮取三升，去滓，温服七合，日三服。

【知识要点】原文论阳虚水泛证的证治。振振欲擗地指肢体颤动欲扑倒于地。太阳病发汗后伤及肾阳，失于化气行水，水饮泛滥于全身，治当用真武汤温阳利水。注意方后的加减变化。

伤寒，医下之，续得下利，清谷不止，身疼痛者，急当救里；后身疼痛，清便自调者，急当救表。救里宜四逆汤，救表宜桂枝汤。（91）国

【知识要点】原文论表里缓急的治则。伤寒表证被下后损伤脾肾阳气较甚，泻下未消化食物，成阳衰阴盛之危证，虽表证未解，治当急救其里；若脾肾阳气恢复，大便恢复正常，尚有表证，当解表。注意先后治疗的顺序。

太阳病，发热汗出者，此为荣弱卫强，故使汗出，欲救邪风者，宜桂枝汤。（95）西

【知识要点】原文论太阳中风证的病因、病机及治疗。太阳中风证中，卫气亢奋浮盛于外以抗邪，称"卫强"；卫外不固，营阴外泄，汗出营伤，称"营弱"。本证因风邪偏盛，营卫失和所致，治当解肌祛风，调和营卫。注意此处卫强并非正常的卫气功能强盛。

伤寒五六日中风，往来寒热，胸胁苦满，嘿嘿不欲饮食，心烦喜呕，或胸中烦而不呕，或渴，或腹中痛，或胁下痞硬，或心下悸，小便不利，或不渴，身有微热，或咳

者，小柴胡汤主之。（96）执 国 西.

小柴胡汤方

柴胡半斤　黄芩三两　　人参三两　半夏半升，洗　甘草炙　生姜各三两，切　大枣十二枚，擘

上七味，以水一斗二升，煮取六升，去滓，再煎取三升，温服一升，日三服。若胸中烦而不呕者，去半夏、人参，加栝楼实一枚；若渴，去半夏，加人参合前成四两半、栝楼根四两；若腹中痛者，去黄芩，加芍药三两；若胁下痞硬，去大枣，加牡蛎四两；若心下悸，小便不利者，去黄芩，加茯苓四两；若不渴，外有微热者，去人参，加桂枝三两，温覆微汗愈；若咳者，去人参、大枣、生姜，加五味子半升、干姜二两。

【知识要点】原文论述小柴胡汤证。往来寒热指恶寒与发热交替出现。邪入少阳，枢机不利，胆火内郁，故出现往来寒热、胸胁苦满、默默不欲饮食、心烦喜呕，加之少阳病提纲证中的口苦、咽干、目眩，并称小柴胡汤证的"八大主症"。本证可累及表里内外、上中下三焦，常出现各种或然症。治疗当和解少阳、调达枢机。注意小柴胡汤的煎服法及加减变化。

伤寒，阳脉涩，阴脉弦，法当腹中急痛，先与小建中汤，不差者，小柴胡汤主之。（100）国

小建中汤方

桂枝三两，去皮　甘草二两，炙　大枣十二枚，擘　芍药六两　生姜三两，切　胶饴一升

上六味，以水七升，煮取三升，去滓，内饴，更上微火消解。温服一升，日三服。呕家不可用建中汤，以甜故也。

【知识要点】原文论述少阳病兼有虚寒证，治宜先补后和之法。阳脉、阴脉各指浮取和沉取。脉浮取为涩，提示脾胃虚弱、气血不足；脉沉取为弦，提示少阳枢机不利，本脉象提示脾气虚弱、气血俱亏，少阳郁滞，木郁而乘土，经脉失养。治宜先用小建中汤健运中州，补土抑木，若不解，应属少阳病未解，再投以小柴胡汤运转枢机，和解少阳而调中。

伤寒中风，有柴胡证，但见一证便是，不必悉具。（101上）国

【知识要点】原文论小柴胡汤辨证运用的法则。"但见一证便是"应当灵活看待，并非强调仅见一个症状，而应重在"不必悉具"，意指用小柴胡汤时不必追求诸症具备，但见一部分主症即可使用小柴胡汤；在谨守病机，准确辨证的基础上可用于不典型的柴胡证。

太阳病，过经十余日，反二三下之，后四五日，柴胡证仍在者，先与小柴胡。呕不止，心下急，郁郁微烦者，为未解也，与大柴胡汤，下之则愈。（103）执 国 西.

大柴胡汤方

柴胡半斤　黄芩三两　芍药三两　半夏半升，洗　生姜五两，切　枳实四枚，炙　大枣十二枚，擘

上七味，以水一斗二升，煮取六升，去滓再煎，温服一升，日三服。一方，加大黄二两。若不加，恐不为大柴胡汤。

【知识要点】原文论少阳病兼阳明里实证的证治。过经，指邪传他经。太阳病失治传入少阳经，又经误下，若小柴胡汤证仍在，服小柴胡汤后当愈；若服小柴胡汤后病反加重，是少阳热聚成实，兼入阳明，治当和解少阳、通下里实并行。注意方后注中对大黄的讨论。

太阳病不解，热结膀胱，其人如狂，血自下，下者愈。其外不解者，尚未可攻，当先解其外；外解已，但少腹急结者，乃可攻之，宜桃核承气汤。（106）执 国 西

桃核承气汤方

桃仁五十个，去皮尖　大黄四两　桂枝二两，去皮　甘草二两，炙　芒硝二两

上五味，以水七升，煮取二升半，去滓，内芒硝，更上火，微沸下火。先食温服五合，日三服，当微利。

【知识要点】原文论蓄血证轻证的证治。太阳表证未解而邪气入里与血结于下焦，出现下腹部拘急硬痛。血热初结不坚不深，若有瘀血自下，邪热可随瘀血而泄，则病自愈。本证血结轻浅，治疗当遵循先解表再攻里的原则，攻里当泻下瘀热。注意服用桃核承气汤要在饭前，且量小。

伤寒八九日，下之，胸满烦惊，小便不利，谵语，一身尽重，不可转侧者，柴胡加龙骨牡蛎汤主之。（107）国

柴胡加龙骨牡蛎汤方

柴胡四两　龙骨　黄芩　生姜切　铅丹　人参　桂枝去皮　茯苓各一两半　半夏二合半，洗　大黄二两　牡蛎一两半，熬　大枣六枚，擘

上十二味，以水八升，煮取四升，内大黄，切如棋子，更煮一两沸，去滓，温服一升。本云柴胡汤，今加龙骨等。

【知识要点】原文论邪气弥漫少阳，出现烦、惊、谵语的证治。伤寒失治误下，正气受损，邪气陷入少阳，弥漫三焦，表里俱病。少阳枢机不利则胸满；胆火上炎，轻则心烦，重则谵语；心气受损、复被热扰而惊惕不安；三焦不通则小便不利，经气壅滞则一身尽重，不可转侧。治当和解少阳，通阳泻热，重镇安神。柴胡加龙骨牡蛎汤由小柴胡汤去甘草，加龙骨、牡蛎、桂枝、茯苓、铅丹、大黄而成。

烧针令其汗，针处被寒，核起而赤者，必发奔豚。气从少腹上冲心者，灸其核上各一壮，与桂枝加桂汤更加桂二两也。（117）国

桂枝加桂汤方

桂枝五两，去皮　芍药三两　生姜三两，切　甘草二两，炙　大枣十二枚，擘

上五味，以水七升，煮取三升，去滓，温服一升。本云桂枝汤今加桂满五两。所以加桂者，以能泄奔豚气也。

【知识要点】原文论心阳虚致奔豚的证治。烧针强令发汗，外寒从针处郁结卫阳，故"核起而赤"；心阳损伤，下焦水寒乘虚而犯心胸，故气从少腹上冲心。治疗外用灸法散寒，内则温通心阳、平冲降逆。注意桂枝加桂汤的组成为桂枝汤中桂枝增至五两。

太阳病六七日，表证仍在，脉微而沉，反不结胸，其人发狂者，以热在下焦，少腹当硬满，小便自利者，下血乃愈。所以然者，以太阳随经，瘀热在里故也。抵当汤主之。（124）西

抵当汤方

水蛭熬　虻虫各三十个，去翅足，熬　桃仁二十个，去皮尖　大黄三两，酒洗

上四味，以水五升，煮取三升，去滓，温服一升，不下更服。

【知识要点】原文论述蓄血证重证的辨证治疗。太阳病六七日，表证仍在，但脉象由浮变沉而略涩，提示表邪内陷，导致体内气机阻滞，但未出现结胸的证候。此乃在表之邪不解而随太阳之经入里，导致瘀热互结于下焦，故小腹硬满。热扰心神故其人发狂。治疗当破血逐瘀，泻热除实。注意本证里证较急重，虽有表证，但先攻里，后解表。

伤寒六七日，结胸热实，脉沉而紧，心下痛，按之石硬者，大陷胸汤主之。（135）国西

大陷胸汤方

大黄六两，去皮　芒硝一升　甘遂一钱匕

上三味，以水六升，先煮大黄，取二升，去滓，内芒硝，煮一两沸，内甘遂末，温服一升，得快利，止后服。

【知识要点】原文论述大结胸证。伤寒六七日，表邪内陷，导致水热互结于心下，故心下痛、按之石硬，脉象沉紧，此即后世所称"结胸三症"。治宜峻下逐水破结，用甘遂泻逐胸腹积水，大黄泻热导下，芒硝软坚破结。注意得快利，止后服。

小结胸病，正在心下，按之则痛，脉浮滑者，小陷胸汤主之。（138）执国西

小陷胸汤方

黄连一两　半夏半升，洗　栝楼实大者一枚

上三味，以水六升，先煮栝楼，取三升，去滓，内诸药，煮取二升，去滓，分温三服。

【知识要点】原文论述小结胸证。痰热互结于心下，故心下痞硬胀满，按之则痛，脉浮滑。治当清热涤痰开结。注意通过病因、病位、病势、症状、治疗等与大结胸证鉴别。

伤寒六七日，发热微恶寒，肢节烦疼，微呕，心下支结，外证未去者，柴胡桂枝汤主之。（146）国西

柴胡桂枝汤方

桂枝一两半，去皮　黄芩一两半　**人参**一两半　**甘草**一两，炙　**半夏**二合半，洗　**芍药**一两半

大枣六枚，擘　**生姜**一两半，切　**柴胡**四两

上九味，以水七升，煮取三升，去滓，温服一升。本云人参汤，作如桂枝法，加半夏、柴胡、黄芩，复如柴胡法。今用人参作半剂。

【知识要点】原文论少阳兼太阳证的证治。伤寒六七日，太阳表寒虽轻仍在，故发热微恶寒、四肢关节疼痛而烦扰不宁；邪并入少阳，导致胆热犯胃，出现微呕、心下支结；太阳少阳并病，证候俱轻，治疗用桂枝汤、小柴胡汤各取半量以和解少阳，兼以解表。

伤寒五六日，已发汗而复下之，胸胁满微结，小便不利，渴而不呕，但头汗出，往来寒热，心烦者，此为未解也，柴胡桂枝干姜汤主之。（**147**）国西

柴胡桂枝干姜汤方

柴胡半斤　桂枝三两，去皮　干姜二两　栝楼根四两　黄芩三两　牡蛎二两，熬　甘草二两，炙

上七味，以水一斗二升，煮取六升，去滓，再煎取三升，温服一升，日三服。初服微烦，复汗出便愈。

【知识要点】原文论少阳病兼水饮内结的证治。伤寒失治误治，导致少阳枢机不利，水饮内结。邪正相争于少阳，互有胜负故寒热往来；少阳枢机不利，水饮内停而导致胸胁满微结；水液结滞三焦故小便不利；三焦气化失司，津不上承，又胆火灼伤津液则口渴；邪在胸胁未犯及胃则不呕，少阳郁热，不能外达而上蒸，故但头汗出；胆火扰心则心烦。治当和解少阳，温化水饮。治用小柴胡汤去半夏、人参、生姜、大枣，加桂枝、干姜、栝楼根、牡蛎。

伤寒五六日，呕而发热者，柴胡汤证具，而以他药下之，柴胡证仍在者，复与柴胡汤。此虽已下之，不为逆，必蒸蒸而振，却发热汗出而解。若心下满而硬痛者，此为结胸也，大陷胸汤主之。但满而不痛者，此为痞，柴胡不中与之，宜半夏泻心汤。（**149**）执国西

半夏泻心汤方

半夏半升，洗　黄芩　干姜　人参　甘草各三两，炙　黄连一两　大枣十二枚，擘

上七味，以水一斗，煮取六升，去滓，再煎取三升，温服一升，日三服。

【知识要点】原文论柴胡汤证误下后的三种转归及治法。伤寒五六日，邪入少阳，误用下法可出现三种转归：一是柴胡证仍在，仍可用柴胡汤，但因正气受损，服药后会周身震颤、汗出而解；二是邪气内陷导致水热互结出现心下满硬痛的结胸证，用大陷胸汤治疗；三是损伤脾胃之气，寒热错杂于中，升降失常，气机痞塞，心下满而不痛的痞证，治当用和中降逆，消痞散结的半夏泻心汤。注意本方需去滓再煎。

心下痞，按之濡，其脉关上浮者，大黄黄连泻心汤主之。（154）国 西

大黄黄连泻心汤方

大黄二两　黄连一两

上二味，以麻沸汤二升，渍之须臾，绞去滓。分温再服。臣亿等看详大黄黄连泻心汤，诸本皆二味；又后附子泻心汤，用大黄、黄连、黄芩、附子，恐是前方中亦有黄芩，后但加附子也。故后云附子泻心汤，本云加附子也。

【知识要点】原文论热痞的证治。邪热壅滞心下胃脘部，故心下痞满，按之不坚硬疼痛，关上脉浮。治当泻热消痞，注意方中除大黄、黄连外，还应该有黄芩，煎服法是用麻沸汤浸渍少顷，去滓温服。

心下痞，而复恶寒汗出者，附子泻心汤主之。（155）西

附子泻心汤方

大黄二两　黄连一两　黄芩一两　附子一枚，炮，去皮，破，别煮取汁

上四味，切三味，以麻沸汤二升渍之，须臾，绞去滓，内附子汁，分温再服。

【知识要点】原文论热痞兼表阳虚的证治。本条接第154条，无形热邪壅滞心下，并兼表阳亏虚，温煦失职故畏寒，固摄津液失职则汗出。治疗当泻热消痞，扶阳固表。注意本方的煎服法。

伤寒汗出解之后，胃中不和，心下痞硬，干噫食臭，胁下有水气，腹中雷鸣，下利者，生姜泻心汤主之。（157）国 西

生姜泻心汤方

生姜四两，切　甘草三两，炙　人参三两　干姜一两　黄芩三两　半夏半升，洗　黄连一两
大枣十二枚，擘

上八味，以水一斗，煮取六升，去滓，再煎取三升，温服一升，日三服。附子泻心汤，本云加附子。半夏泻心汤，甘草泻心汤，同体别名耳。生姜泻心汤，本云理中人参黄芩汤，去桂枝、术，加黄连，并泻肝法。

【知识要点】原文论述脾胃虚弱兼水气及食滞致痞的证治。伤寒汗出后表已解，但脾胃气弱，邪气内陷，寒热错杂，气机痞塞，故心下痞硬；脾虚不运，水湿停于胃而致胃气上逆故嗳气带有伤食味，水湿内停于胁下及肠中故有肠鸣作响，水湿下注故下利。治当消食和胃，散水消痞。注意生姜泻心汤是由半夏泻心汤方减干姜二两，加生姜四两组成，本方重用生姜为君以和胃降逆，宣散水饮。本方也须去滓再煎。

伤寒中风，医反下之，其人下利日数十行，谷不化，腹中雷鸣，心下痞硬而满，干呕心烦不得安。医见心下痞，谓病不尽，复下之，其痞益甚，此非结热，但以胃中虚，客气上逆，故使硬也。甘草泻心汤主之。（158）国 西

甘草泻心汤方

甘草四两，炙　黄芩三两　干姜三两　半夏半升，洗　大枣十二枚，擘　黄连一两

上六味，以水一斗，煮取六升，去滓，再煎取三升，温服一升，日三服。臣亿等谨按：上生姜泻心汤法，本云理中人参黄芩汤，今详泻心以疗痞，痞气因发阴而生，是半夏、生姜、甘草泻心三方，皆本于理中也，其方必各有人参，今甘草泻心中无者，脱落之也。又按《千金》并《外台秘要》，治伤寒𧏾食用此方皆有人参，知脱落无疑。

【知识要点】原文论脾胃虚弱痞利俱甚的证治。伤寒中风证误用下法，损伤中气，运化失职，水湿内生并下注，故下利日十余次，其中夹有未消化食物；水气相搏于腹内故有肠鸣；邪气内陷，寒热错杂壅滞中焦，故心下痞硬胀满；胃气升降失常故呕、心烦不得安。又用下法，脾胃更伤，中焦痞塞更甚，故心下痞更甚。治当补中和胃消痞。注意甘草泻心汤为半夏泻心汤加炙甘草一两而成。要注意与半夏泻心汤证、生姜泻心汤证鉴别。

伤寒发汗，若吐若下，解后，心下痞硬，噫气不除者，旋覆代赭汤主之。（161）㉿国西

旋覆代赭汤方

旋覆花三两　人参二两　生姜五两　代赭一两　甘草三两，炙　半夏半升，洗　大枣十二枚，擘

上七味，以水一斗，煮取六升，去滓，再煎取三升，温服一升，日三服。

【知识要点】原文论述胃虚痰阻气逆致痞的证治。伤寒误治后，表证已解，但导致了脾胃气虚，运化失常，痰湿内生，阻滞胃脘，故心下痞硬，胃气上逆则噫气频发。治当和胃降逆，化痰下气，方用旋覆代赭汤。煎煮时亦需去滓再煎。

太阳病，外证未除，而数下之，遂协热而利，利下不止，心下痞硬，表里不解者，桂枝人参汤主之。（163）国西

桂枝人参汤方

桂枝四两，别切　甘草四两，炙　白术三两　人参三两　干姜三两

上五味，以水九升，先煮四味，取五升，内桂，更煮取三升，去滓，温服一升，日再夜一服。

【知识要点】原文论太阳病误下伤脾，表证不解且下利的证治。太阳病经数次误下后表证未解，又损伤脾阳，运化失常，寒湿内生而下注则下利不止，寒湿阻滞中焦则心下痞硬。治当温中解表，方用桂枝人参汤，即理中汤加桂枝。注意药物煎煮顺序。

伤寒若吐若下后，七八日不解，热结在里，表里俱热，时时恶风，大渴，舌上干燥而烦，欲饮水数升者，白虎加人参汤主之。（168）㉿国西

【知识要点】原文论白虎加人参汤证。伤寒误治后未愈，表邪入里化热，阳明热盛，充斥表里，伤津耗气。热邪伤津较重则大渴，舌上干燥而烦，欲饮水数升；热邪耗气较甚，温煦失职故时时恶风。治当清邪热、益气津。方用白虎加人参汤。注意将本证与白虎汤证进行鉴别。

太阳与少阳合病，自下利者，与黄芩汤；若呕者，黄芩加半夏生姜汤主之。（172）国西

黄芩汤方

黄芩三两　芍药二两　甘草二两，炙　大枣十二枚，擘

上四味，以水一斗，煮取三升，去滓，温服一升，日再夜一服。

黄芩加半夏生姜汤方

黄芩三两　芍药二两　甘草二两，炙　大枣十二枚，擘　半夏半升，洗　生姜一两半，切

上六味，以水一斗，煮取三升，去滓，温服一升，日再夜一服。

【知识要点】原文论述少阳郁热内迫阳明而下利或呕的证治。若少阳邪热下迫大肠，出现下利，治疗当清热止利，用黄芩汤；若邪热迫胃，胃失和降则呕吐，治当清热和胃降逆，用黄芩加半夏生姜汤。

伤寒胸中有热，胃中有邪气，腹中痛，欲呕吐者，黄连汤主之。（173）国西

黄连汤方

黄连三两　甘草三两，炙　干姜三两　桂枝三两，去皮　人参二两　半夏半升，洗　大枣十二枚，擘

上七味，以水一斗，煮取六升，去滓，温服。昼三夜二。疑非仲景方。

【知识要点】原文论上热下寒腹痛欲呕吐的证治。伤寒表邪入里，导致胸中有邪热，脾胃有寒，寒凝气滞则腹中痛，胃气失和则欲呕吐。治当清上温下，和胃降逆。黄连汤是由半夏泻心汤去黄芩加桂枝而成。注意本证与半夏泻心汤证的鉴别。

伤寒脉结代，心动悸，炙甘草汤主之。（177）执国西

炙甘草汤方

甘草四两，炙　生姜三两，切　人参二两　生地黄一斤　桂枝三两，去皮　阿胶二两　麦门冬半升，去心　麻仁半升　大枣三十枚，擘

上九味，以清酒七升，水八升，先煮八味取三升，去滓，内胶烊消尽，温服一升，日三服。一名复脉汤。

【知识要点】原文论心阴阳两虚证的证治。伤寒虽表邪已解，但心阴阳气血已虚，心失所养则心动悸，心鼓动无力、脉道不充故脉结代。治宜通阳复脉，滋阴养血。炙甘草汤中重用炙甘草补中益气，以充气血生化之源，合人参、大枣补益中气、滋生化源。酒水共煎是其特色之一。

辨阳明病脉证并治

阳明之为病，胃家实是也。（180）执国西

【知识要点】原文为阳明病提纲。胃家，指胃肠系统。阳明病多为实热证，包括无

形邪热弥漫全身的热证，以及燥热之邪与肠中糟粕相结的实证。注意阳明胃肠之病也有虚证、寒证。

问曰：阳明病外证云何？答曰：身热，汗自出，不恶寒，反恶热也。（182）国西

【知识要点】原文论阳明病的外证。阳明病里热炽盛，蒸腾于外，可见身热；里热逼迫津液外泄故汗出，热邪充斥内外故不恶寒反恶热。

阳明病，脉迟，虽汗出不恶寒者，其身必重，短气腹满而喘，有潮热者，此外欲解，可攻里也。手足濈然汗出者，此大便已硬也，大承气汤主之；若汗多，微发热恶寒者，外未解也，其热不潮，未可与承气汤；若腹大满不通者，可与小承气汤，微和胃气，勿令至大泄下。（208）执国

大承气汤方

大黄四两，酒洗　厚朴半斤，炙，去皮　枳实五枚，炙　芒硝三合

上四味，以水一斗，先煮二物，取五升，去滓，内大黄，更煮取二升，去滓，内芒硝，更上微火一两沸。分温再服。得下余勿服。

小承气汤方

大黄四两　厚朴二两，炙，去皮　枳实三枚，大者，炙

上三味，以水四升，煮取一升二合，去滓，分温二服。初服汤当更衣，不尔者尽饮之。若更衣者，勿服之。

【知识要点】原文论表里证的辨别，以及大承气汤、小承气汤的运用。阳明实热内结，气机阻滞，经气不通则身重；腑气不通则腹满；脉道不利则脉迟；表证已解则不恶寒；里热迫肺，肺失肃降而喘；阳明腑实已成故日晡潮热；里热迫津外泄则汗出；诸症提示燥屎已成，治当用大承气汤攻下。若出现微发热恶寒、汗出，提示表证未解，而未有潮热，则腑实未成，不能用承气汤攻下。若阳明腑实已成，阻滞肠道气机出现腹大满，但未出现绕脐痛、手足濈然汗出等燥热实邪结聚较甚的症状，用小承气汤轻下通腑即可。不能用峻下力猛的大承气汤，以防正气受损。

阳明病，其人多汗，以津液外出，胃中燥，大便必硬，硬则谵语，小承气汤主之。若一服谵语止者，更莫复服。（213）国

【知识要点】原文论述小承气汤证。阳明病里热炽盛，迫津外泄则多汗，体内津液外出则肠中干燥，故大便硬。炽热内扰心神故谵语。治当用小承气汤通腑泻热，轻下热实。注意中病即止。

三阳合病，腹满身重，难以转侧，口不仁，面垢，谵语遗尿。发汗则谵语。下之则额上生汗，手足逆冷。若自汗出者，白虎汤主之。（219）执国西

白虎汤方

知母六两　石膏一斤，碎　甘草二两，炙　粳米六合

　　上四味，以水一斗，煮米熟汤成，去滓，温服一升，日三服。

　　【知识要点】原文论三阳合病，热邪偏重于阳明的证治及治禁。热邪壅滞腹部气机则腹满；邪热弥漫，壅滞经气则身重、难以转侧；口中失养则口不仁；热邪熏蒸于上故面垢；热邪扰心则谵语；热重神昏，膀胱失约则遗尿。故三阳合病，但以阳明热盛为主。若太少两经病已转为单纯的阳明热盛证，出现汗出，治当用白虎汤。若误用辛温发汗，则热更甚出现谵语；若用苦寒攻下则阴液竭于下，阳气脱于上则出现额上出汗、手足厥冷。

　　若脉浮发热，渴欲饮水，小便不利者，猪苓汤主之。（**223**）国西

　　猪苓汤方

　　猪苓去皮　茯苓　泽泻　阿胶　滑石碎，各一两

　　上五味，以水四升，先煮四味，取二升，去滓，内阿胶烊消，温服七合，日三服。

　　【知识要点】原文论阳明热盛阴伤，水气不利的证治。阳明热盛证误下后，邪热未除，热盛于外则脉浮发热；热伤阴津，又水气不利，津液失于布散而渴欲饮水；水饮内停则小便不利。治当清热利水滋阴。注意与五苓散证进行鉴别。

　　阳明病，胁下硬满，不大便而呕，舌上白苔者，可与小柴胡汤，上焦得通，津液得下，胃气因和，身濈然汗出而解。（**230**）国

　　【知识要点】原文论述少阳与阳明同病，治从少阳。少阳枢机不利故胁下硬满；少阳三焦不利，津液失布，肠道失润故不大便；胆热犯胃，胃失和降故呕；舌苔白则阳明腑实未成。本证以少阳病为主，治从少阳，用小柴胡汤可使上下气机畅达，上焦气机畅通，津液得以布达于下，肠道得润而自通；又使内外畅达，故身濈然汗出而病愈。

　　阳明病，发热汗出者，此为热越，不能发黄也。但头汗出，身无汗，剂颈而还，小便不利，渴引水浆者，此为瘀热在里，身必发黄，茵陈蒿汤主之。（**236**）执国

　　茵陈蒿汤方

　　茵陈蒿六两　栀子十四枚，擘　大黄二两，去皮

　　上三味，以水一斗二升，先煮茵陈减六升，内二味，煮取三升，去滓。分三服。小便当利，尿如皂荚汁状，色正赤，一宿腹减，黄从小便去也。

　　【知识要点】原文论湿热发黄的证治。阳明病，里热外迫津液，若可随汗外泄，故不能发黄；若热被湿郁不能外散，只向上熏蒸则头汗出，颈以下无汗；湿热阻滞下焦则小便不利；湿热交阻，气化不利，津液不布，且热邪伤津而见口渴；湿热郁滞于中故发黄。治用茵陈蒿汤。注意本证为阳黄，黄色鲜明如橘子色，茵陈须先煮。

　　阳明证，其人喜忘者，必有蓄血。所以然者，本有久瘀血，故令喜忘。屎虽硬，大便反易，其色必黑者，宜抵当汤下之。（**237**）国

　　【知识要点】原文论阳明蓄血证的证治。阳明邪热与胃肠宿有的瘀血相结，瘀热扰

神，且心失所养而喜忘。邪热迫血，离经之血混于燥屎，则化坚为润，故大便硬、色黑但容易排出。治当泻热逐瘀，方用抵当汤。注意太阳蓄血证与阳明蓄血证的鉴别。

食谷欲呕，属阳明也，吴茱萸汤主之。得汤反剧者，属上焦也。（243）执 国
吴茱萸汤方

吴茱萸一升，洗　人参三两　生姜六两，切　大枣十二枚，擘

上四味，以水七升，煮取二升，去滓，温服七合，日三服。

【知识要点】原文论阳明中寒欲呕证治及其与上焦热呕的鉴别。食谷欲呕有中焦和上焦之分，证有寒热之别。若中阳不足，寒饮内停，本应纳差，若强食则徒增胃脘阻滞，胃气上逆故呕吐。治当温中祛寒，和温降逆，方用吴茱萸汤。若上焦有热及胃，胃气壅滞，饮食则壅滞故呕吐，再服辛温的吴茱萸汤则热壅滞更甚，呕吐更重。

趺阳脉浮而涩，浮则胃气强，涩则小便数，浮涩相搏，大便则硬，其脾为约，麻子仁丸主之。（247）执 国 西
麻子仁丸方

麻子仁二升　芍药半斤　枳实半斤，炙　大黄一斤，去皮　厚朴一尺，炙，去皮　杏仁一升，去皮尖，熬，别作脂

上六味，蜜和丸如梧桐子大。饮服十丸，日三服，渐加，以知为度。

【知识要点】原文论脾约证的证治。胃热则趺阳脉浮，热迫津液偏渗于膀胱则小便数，小便数则脾阴伤，故趺阳脉涩；脾输布津液的功能被胃热所约束，津液不能还入肠道故大便硬。本证胃强脾弱，即胃热肠燥津亏，治当用麻子仁丸泻热润肠通便。

太阳病三日，发汗不解，蒸蒸发热者，属胃也，调胃承气汤主之。（248）国 西
调胃承气汤方

大黄四两，去皮，清酒洗　甘草二两，炙　芒硝半升

上三味，以水三升，煮取一升，去滓，内芒硝，更上火微煮令沸，少少温服之。

【知识要点】原文论太阳病在发汗以后转阳明的证治。太阳病发汗后，表邪入里，阳明之里热炽盛充斥于外。蒸蒸发热反映热结于内但未完全敛结于胃肠，属腑实初结，当用调胃承气汤泻热和胃。注意对蒸蒸发热的认识。

伤寒吐后，腹胀满者，与调胃承气汤。（249）西

【知识要点】原文论伤寒吐后出现腹满的证治。伤寒吐后，上焦实邪虽去，而阳明腑实未除，见腹胀满，但燥屎内结的程度不重，故治用调胃承气汤。

伤寒六七日，目中不了了，睛不和，无表里证，大便难，身微热者，此为实也，急下之，宜大承气汤。（252）西

【知识要点】原文论阳明急下证的证治。伤寒六七日，表证已罢，但邪入阳明，导

致热邪与有形燥屎互结，故大便不通，里热蒸腾而见身有微热；燥热邪气迅速伤及真阴，出现视物模糊、眼珠转动不灵活。治当急速攻下阳明燥热，以防阴津竭绝。

阳明病，发热汗多者，急下之，宜大承气汤。（253）西

【知识要点】原文论阳明急下证的证治。阳明腑实证，燥热本内伤津液，又里热向外蒸腾、迫津外泄较甚，出现发热、汗多，阴津消耗较速，当急速攻下阳明燥实热，以防阴竭。

发汗不解，腹满痛者，急下之，宜大承气汤。（254）西

【知识要点】原文论伤寒发汗不当，邪气入里，化热化燥，伤津迅速，燥实与热邪互结较甚，见腹胀满疼痛，治当急速攻下阳明燥热实邪，以防阴竭。

伤寒发汗已，身目为黄，所以然者，以寒湿在里不解故也。以为不可下也，于寒湿中求之。（259）西

【知识要点】原文论太阴寒湿发黄的证治。伤寒发汗太过，损伤脾阳，运化失职，寒湿内生，阻滞气机，肝胆失疏，蕴而发黄，治当温中散寒、除湿退黄。

伤寒七八日，身黄如橘子色，小便不利，腹微满者，茵陈蒿汤主之。（260）西

【知识要点】原文论湿热发黄的证治。伤寒七八日，表证已罢，但邪气入里，导致湿热内蕴，肝胆失疏而身黄；湿热阻滞下焦故小便不利，湿热阻滞腹部气机故腹胀满，治当清热利湿退黄。

伤寒瘀热在里，身必黄，麻黄连轺赤小豆汤主之。（262）国 西
麻黄连轺赤小豆汤方

麻黄二两，去节　连轺二两，连翘根　杏仁四十个，去皮尖　赤小豆一升　大枣十二枚，擘
生梓白皮一升，切　生姜二两，切　甘草二两，炙

上八味，以潦水一斗，先煮麻黄再沸，去上沫，内诸药，煮取三升，去滓，分温三服，半日服尽。

【知识要点】原文论湿热发黄而兼表证的证治。风寒束表，又湿热内蕴，肝胆失疏而发黄。治当清热利湿，解表散邪，方用麻黄连轺赤小豆汤。注意本方的煎煮用水。

辨少阳病脉证并治

少阳之为病，口苦，咽干，目眩也。（263）执 国 西

【知识要点】原文是少阳病提纲。邪入少阳，枢机不利，郁而化火，郁火炎上，胆汁随之上逆故口苦，郁火损伤津液故咽干，火邪循经上扰及眼窍则头目昏眩，视物昏

花。注意还需与第 96 条互参，用于指导临床辨证更加全面。

伤寒，脉弦细，头痛发热者，属少阳。少阳不可发汗，发汗则谵语，此属胃。胃和则愈，胃不和，烦而悸。（265）Ⓦ

【知识要点】原文论述少阳病禁用汗法，误汗后的变证及转归。邪犯少阳，枢机不利，故脉弦，正气不足可见脉细。邪犯少阳经脉常出现头两侧痛，正邪相争则发热。少阳病治宜和解，不可发汗；若发汗，津液外泄，则化热化燥伤津，胃中干燥，病传入阳明；若胃气和，热邪得除而津液复，谵语自止；若胃气不和，热盛伤津，阴血不足，心失所养则心悸，热盛而扰神则烦。注意弦细脉是少阳病的典型脉。

辨太阴病脉证并治

太阴之为病，腹满而吐，食不下，自利益甚，时腹自痛。若下之，必胸下结硬。（273）ⒿⒼⓌ

【知识要点】原文论太阴病提纲及误下后的变证。太阴病病机为脾虚失运，寒湿内阻，气机不畅，升降失常。若将腹满、腹痛认作实证而误用下法，则会导致"胸下结硬"之变，即胃脘部痞结胀硬，病机为误下后中阳更伤，寒湿更甚，此亦反映了太阴病的治疗禁忌为不可攻下。

自利不渴者，属太阴，以其脏有寒故也，当温之。宜服四逆辈。（277）ⒿⒼⓌ

【知识要点】原文补充太阴病本证症候，指出病机与治则。太阴本证症候如第 273 条提纲证所述。自利不渴乃因寒湿内停，里无热邪，且下利轻，津未伤。自利不渴既须与里热下利口渴鉴别，也须与少阴病之自利而渴鉴别。脏有寒指出病机为太阴脾脏虚寒。治疗宜温法，用四逆辈，即轻者可予理中汤，重者可予四逆汤，反映了由太阴阳虚向少阴阳虚转化，脾损及肾的过程。

本太阳病，医反下之，因而腹满时痛者，属太阴也，桂枝加芍药汤主之；大实痛者，桂枝加大黄汤主之。（279）Ⓖ

桂枝加芍药汤方

桂枝三两，去皮　芍药六两　甘草二两，炙　大枣十二枚，擘　生姜三两，切

上五味，以水七升，煮取三升，去滓，温分三服。本云桂枝汤，今加芍药。

桂枝加大黄汤方

桂枝三两，去皮　大黄二两　芍药六两　生姜三两，切　甘草二两，炙　大枣十二枚，擘

上六味，以水七升，煮取三升，去滓，温服一升，日三服。

【知识要点】原文论太阳病误下，邪陷太阴的证治。病机为误下伤脾，太阴经气血不和，气机壅滞，络瘀不通。气滞络瘀轻者，以腹满为主症，腹痛时作时止，以桂枝加芍药汤助阳通络止痛，此方即桂枝汤倍芍药而成。脾络瘀滞较甚兼有实邪者，腹痛剧

烈，以桂枝加芍药汤再加大黄，增化瘀通络导滞之力，即桂枝加大黄汤。

辨少阴病脉证并治

少阴之为病，脉微细，但欲寐也。（281）执 西

【知识要点】原文论少阴病辨证提纲。脉微体现阳气衰微，脉细体现阴血不足。但欲寐是精神萎靡不振，神志恍惚而出现的似睡非睡之状态，病机为阳虚不能养神。此脉象及症状能体现出少阴病为全身性虚衰的病理特点，阴阳俱虚，而又以心肾阳虚为主。

少阴病，欲吐不吐，心烦，但欲寐。五六日自利而渴者，属少阴也，虚故引水自救，若小便色白者，少阴病形悉具，小便白者，以下焦虚有寒，不能制水，故令色白也。（282）国

【知识要点】原文论述少阴病虚寒证的症候特点及病机。本条在第281条基础上，补充了少阴寒化证的症候，即欲吐不吐、心烦、自利而渴、小便色白等。小便色白即小便清长。文中自述病机为下焦虚有寒，即少阴病阳虚阴盛证。此条中的下利而渴既要与热证的下利相鉴别，也要与太阴自利不渴相鉴别。

少阴病，始得之，反发热，脉沉者，麻黄细辛附子汤主之。（301）执 国 西
麻黄细辛附子汤方
麻黄二两，去节　细辛二两　附子一枚，炮，去皮，破八片
上三味，以水一斗，先煮麻黄，减二升，去上沫；内诸药，煮取三升，去滓，温服一升，日三服。

【知识要点】原文论少阴病里阳虚兼表证的证治。脉沉体现少阴病里虚寒，发热反映有太阳病表证，本证被后世称为"太少两感"。治以麻黄细辛附子汤，温阳发汗，表里双解。

少阴病，得之二三日，麻黄附子甘草汤微发汗。以二三日无证，故微发汗也。（302）西
麻黄附子甘草汤方
麻黄二两，去节　甘草二两，炙　附子一枚，炮，去皮，破八片
上三味，以水七升，先煮麻黄一两沸，去上沫，内诸药，煮取三升，去滓，温服一升，日三服。

【知识要点】原文论少阴病里阳虚兼轻微表证的证治。无证，指无里证，即无呕吐、下利清谷、四肢厥逆等里虚寒证的表现，说明本证里阳虚不甚。因证情轻缓，故于麻黄细辛附子汤中去细辛，加炙甘草，温阳微汗解表。

少阴病，得之二三日以上，心中烦，不得卧，黄连阿胶汤主之。（303）执 国 西

黄连阿胶汤方

黄连_{四两}　黄芩_{二两}　芍药_{二两}　鸡子黄_{二枚}　阿胶_{三两，一云三挺}

上五味，以水六升，先煮三物，取二升，去滓，内胶烊尽，小冷，内鸡子黄，搅令相得。温服七合，日三服。

【知识要点】原文论少阴病阴虚火旺的证治。"心中烦，不得卧"为其主症，病机为肾阴亏虚，心火上炎，心肾不交。治宜清心火、滋肾阴、交通心肾，即泻南补北法。方用黄连阿胶汤，黄连、黄芩清心火，阿胶、芍药、鸡子黄滋肾阴。本条"心中烦，不得卧"与栀子豉汤证无形邪热郁滞胸膈的"虚烦不得眠"症状相似，需加以鉴别。

少阴病，得之一二日，口中和，其背恶寒者，当灸之，附子汤主之。（304）㊛

附子汤方

附子_{二枚，炮，去皮，破八片}　茯苓_{三两}　人参_{二两}　白术_{四两}　芍药_{三两}

上五味，以水八升，煮取三升，去滓，温服一升，日三服。

少阴病，身体痛，手足寒，骨节痛，脉沉者，附子汤主之。（305）㊎㊛

【知识要点】原文论少阴病阳虚寒湿身痛证的证治。本证主要表现为身体痛，骨节痛，背恶寒，手足寒，口中和，脉沉。病机为少阴阳虚，寒湿内盛，因寒湿凝结于筋脉骨节，故以身体痛、骨节痛为主症。口中和体现里无邪热。治以内外二法，外用灸法可温通止痛。内用附子汤扶阳温经、散寒除湿止痛，方中重用炮附子两枚以温阳散寒镇痛，配以人参补元气，茯苓、白术健脾除湿，芍药和营血而通血痹。注意本汤证与真武汤证要加以鉴别。

少阴病，下利便脓血者，桃花汤主之。（306）㊎㊛

桃花汤方

赤石脂_{一斤，一半全用，一半筛末}　干姜_{一两}　粳米_{一升}

上三味，以水七升，煮米令熟，去滓，温服七合，内赤石脂末方寸匕，日三服。若一服愈，余勿服。

少阴病，二三日至四五日，腹痛，小便不利，下利不止，便脓血者，桃花汤主之。（307）㊛

【知识要点】原文论少阴病虚寒下利脓血、滑脱不禁的证治。本证下利便脓血病机为脾肾阳虚、统摄无权。治以温涩固脱的桃花汤，方中赤石脂为主药，一半入煎，取其温涩之气，一半为末冲服，留着肠中，取收敛之性，辅以干姜温中阳，粳米益脾胃。本证为虚寒证，其便脓血当为晦暗不鲜，且无里急后重之感，可以兼见腹痛绵绵、喜温喜按、口淡不渴等症。

少阴病，吐利，手足逆冷，烦躁欲死者，吴茱萸汤主之。（309）㊛

【知识要点】原文论少阴病阳虚阴盛，浊阴上犯于胃的证治。在第243条"食谷欲呕"的基础上补充了吐利、手足逆冷、烦躁欲死的症状。其病机为少阴寒邪上干中焦，浊阴上犯于胃。治以暖胃散寒，温肾降浊的吴茱萸汤。

少阴病，下利，白通汤主之。（314）西

白通汤方

葱白四茎　干姜一两　附子一枚，生，去皮，破八片

上三味，以水三升，煮取一升，去滓，分温再服。

【知识要点】原文论述少阴病阴盛戴阳证的证治。以方测证，应有少阴阳虚寒化诸症，并需补充面赤一症，此为戴阳之关键症状。其病机为阴寒内盛，格阳于上。治以破阴回阳、宣通上下的白通汤，方中葱白辛温通利、宣通上下以除格拒，附子配干姜破阴回阳。

少阴病，二三日不已，至四五日，腹痛，小便不利，四肢沉重疼痛，自下利者，此为有水气。其人或咳，或小便利，或下利，或呕者，真武汤主之。（316）执国西

真武汤方

茯苓三两　芍药三两　白术二两　生姜三两，切　附子一枚，炮，去皮，破八片

上五味，以水八升，煮取三升，去滓，温服七合，日三服。若咳者，加五味子半升，细辛一两，干姜一两；若小便利者，去茯苓；若下利者，去芍药，加干姜二两；若呕者，去附子加生姜，足前为半斤。

【知识要点】原文论少阴病阳虚水泛证的证治。本条在第82条的基础上，补述了真武汤的症状，并补充若干或见症，足以说明其阳虚水泛之病机。治以真武汤温阳化气行水。注意本证与苓桂术甘汤证、附子汤证之异同。

少阴病，下利清谷，里寒外热，手足厥逆，脉微欲绝，身反不恶寒，其人面色赤，或腹痛，或干呕，或咽痛，或利止脉不出者，通脉四逆汤主之。（317）执西

通脉四逆汤方

甘草二两，炙　附子大者一枚，生用，去皮，破八片　干姜三两，强人可四两

上三味，以水三升，煮取一升二合，去滓，分温再服，其脉即出者愈。面色赤者，加葱九茎；腹中痛者，去葱，加芍药二两；呕者，加生姜二两；咽痛者，去芍药，加桔梗一两；利止脉不出者，去桔梗，加人参二两。病皆与方相应者，乃服之。

【知识要点】原文论少阴病阴盛格阳证的证治。阳虚阴盛证可导致阴阳格拒，其特征性症候为身反不恶寒，此为虚阳外浮的征象。面赤是虚阳上浮之面赤，面红如妆、游移不定。下利清谷，手足厥逆，脉微欲绝，均为内有真寒之象。里寒外热即指真寒假热。本证比四逆汤证更重，故以破阴回阳、通达内外的通脉四逆汤治疗，其方药是在四逆汤的基础上重用附子、干姜。

少阴病，四逆，其人或咳，或悸，或小便不利，或腹中痛，或泄利下重者，四逆散主之。（318）执国西

四逆散方

甘草炙　枳实破，水渍，炙干　柴胡　芍药

上四味，各十分，捣筛，白饮和服方寸匕，日三服。咳者，加五味子、干姜各五分，并主下利；悸者，加桂枝五分；小便不利者，加茯苓五分；腹中痛者，加附子一枚，炮令坼；泄利下重者，先以水五升，煮薤白三升，煮取三升，去滓，以散三方寸匕内汤中，煮取一升半，分温再服。

【知识要点】原文论少阴病阳郁厥逆证的证治。主要症状即四逆，是因阳气内郁，气机不畅，不达于四肢所致，亦导致本证出现诸多或然症。泄利下重，指下利伴有重坠不爽感。治以疏畅气机，解郁通阳的四逆散。方中柴胡解郁行气、调畅气机，枳实行气破滞，芍药、甘草益阴缓急。注意本证与四逆汤证的鉴别。

少阴病，下利六七日，咳而呕渴，心烦不得眠者，猪苓汤主之。（319）执国

【知识要点】原文论少阴病阴虚水热互结证的证治。注意本证与黄连阿胶汤证的异同，二者均有不得眠，但本证有水饮阻滞、气化不利，以小便不利为主症。

少阴病，脉沉者，急温之，宜四逆汤。（323）西

四逆汤方

甘草二两，炙　干姜一两半　附子一枚，生用，去皮，破八片

上三味，以水三升，煮取一升二合，去滓，分温再服。强人可大附子一枚、干姜三两。

【知识要点】原文论少阴病阳衰阴盛证的证治。本条以脉象代证，强调了少阴病宜尽早施治。结合其他相关条文，典型的四逆汤证还应有下列症候：四肢厥逆，恶寒蜷卧，下利清谷，小便清长，舌淡苔白，脉微细，但欲寐。治法为回阳救逆，代表方为四逆汤，方中附子温肾回阳，干姜温脾散寒，炙甘草健脾益气，调和诸药。注意本证需要与通脉四逆汤证、白通汤证等相鉴别。

辨厥阴病脉证并治

厥阴之为病，消渴，气上撞心，心中疼热，饥而不欲食，食则吐蛔，下之利不止。（326）执国西

【知识要点】原文论述厥阴病提纲证。厥阴病以寒热错杂为主要特点。气上撞心是患者自觉有气上冲至胃脘部。心中疼热，是胃脘部灼热疼痛，原因为肝火循经上扰。若医见上热误用苦寒攻下，致脾阳更伤，下寒更甚，而见下利不止的变证，此为厥阴病上热下寒证的治禁。

凡厥者，阴阳气不相顺接，便为厥。厥者，手足逆冷者是也。（337）国西

【知识要点】原文论厥的病机与特征。《伤寒论》中厥指的是手足逆冷的症状。其

总的病机是"阴阳气不相顺接",即阳气不能正常地布达温煦。

伤寒脉微而厥，至七八日肤冷，其人躁无暂安时者，此为脏厥，非蛔厥也。蛔厥者，其人当吐蛔。今病者静，而复时烦者，此为脏寒。蛔上入其膈，故烦，须臾复止，得食而呕，又烦者，蛔闻食臭出，其人常自吐蛔。蛔厥者，乌梅丸主之。又主久利。（338）㊀㊁㊂

乌梅丸方

乌梅三百枚　细辛六两　干姜十两　黄连十六两　当归四两　附子六两, 炮, 去皮　蜀椒四两, 出汗　桂枝六两, 去皮　人参六两　黄柏六两

上十味，异捣筛，合治之，以苦酒渍乌梅一宿，去核，蒸之五斗米下，饭熟，捣成泥，和药令相得，内臼中，与蜜杵二千下，丸如梧桐子大，先食饮服十丸，日三服，稍加至二十丸。禁生冷、滑物、臭食等。

【知识要点】原文论蛔厥证辨治，以及蛔厥与脏厥的鉴别。脏厥是内脏阳衰而致的手足厥冷，其正气损伤程度比蛔厥严重。蛔厥是因蛔虫窜扰、气机逆乱而引起的四肢厥冷，其表现除本条所述之外，还应与第326条相结合。脏寒，指脾脏虚寒，亦为肠中虚寒。蛔厥病机为上热下寒、蛔虫内扰，治以乌梅丸清上温下、安蛔止痛。乌梅丸以乌梅为主药，并以苦酒渍一宿，意在安蛔。又主久利，可补充乌梅丸的主治，其所治亦必寒热错杂之久利。

伤寒脉滑而厥者，里有热，白虎汤主之。（350）㊁㊂

【知识要点】原文论热厥证的证治。本证虽有四肢厥冷，但脉滑反映里有热之真象，热郁于里，阳气不能外达，此为真热假寒证。治疗用辛寒以清里热的白虎汤。

手足厥寒，脉细欲绝者，当归四逆汤主之。（351）㊀㊁㊂

当归四逆汤方

当归三两　桂枝三两, 去皮　芍药三两　细辛三两　甘草二两, 炙　通草二两　大枣二十五枚。一法, 十二枚

上七味，以水八升，煮取三升，去滓。温服一升，日三服。

【知识要点】原文论血虚寒厥证治。手足厥寒，脉细欲绝，是本证的主要症候。脉细欲绝，表现本证有血虚寒凝的病机，与少阴寒化证之脉微欲绝有异。治以当归四逆汤养血通脉，温经散寒。本方为桂枝汤去生姜倍大枣，加当归、细辛、通草而成。注意与四逆汤证鉴别。

大汗出，热不去，内拘急，四肢疼，又下利厥逆而恶寒者，四逆汤主之。（353）㊂

【知识要点】原文论阳虚阴盛的寒厥证治。内拘急指腹内拘挛急迫。本证病机属于阴盛阳衰，阳气有外亡之势。治疗用回阳救逆的四逆汤。

热利下重者，白头翁汤主之。（371）执 国 西

白头翁汤方

白头翁二两　　**黄柏**三两　　**黄连**三两　　**秦皮**三两

上四味，以水七升，煮取二升，去滓。温服一升，不愈，更服一升。

【知识要点】原文论厥阴病热利的证治。下重即里急后重，未解大便时腹痛，欲解大便，迫不及待，但大便又排出不畅，肛门有重坠的感觉。本证病机为肝经湿热壅滞肠道。治用白头翁汤清热燥湿，凉肝以止利。方中白头翁、秦皮清热凉肝，黄连、黄柏清热解毒燥湿。注意与桃花汤证鉴别。

干呕吐涎沫，头痛者，吴茱萸汤主之。（378）国 西

【知识要点】原文论肝寒犯胃，浊阴上逆证的证治。厥阴肝经与督脉会于颠顶，邪从肝经上攻，头痛以颠顶为甚，痛连目系，遇寒加重。治以暖肝温胃散寒，益气降逆止呕的吴茱萸汤。吴茱萸汤证在阳明病篇、少阴病篇、厥阴病篇三处出现，病机一致，异病同治。

呕而发热者，小柴胡汤主之。（379）国

【知识要点】原文论厥阴转出少阳证治。脏邪出腑，里病外达，阴证转阳，病情向愈。除呕而发热外，还可能见少阳病的其他症候，以小柴胡汤因势利导，达邪外出。

辨霍乱病脉证并治

恶寒脉微而复利，利止亡血也，四逆加人参汤主之。（385）西

四逆加人参汤方

甘草二两，炙　　**附子**一枚，生，去皮，破八片　　**干姜**一两半　　**人参**一两

上四味，以水三升，煮取一升二合，去滓，分温再服。

【知识要点】原文论霍乱亡阳脱液的证治。亡血在此处指亡失津液。霍乱病吐利交作，泄利无度，阳气亡脱，直至无物可利。治用四逆汤以回阳救逆，加人参益气固脱，生津滋液。

霍乱，头痛发热，身疼痛，热多欲饮水者，五苓散主之；寒多不用水者，理中丸主之。（386）执 国 西

理中丸方

人参　　干姜　　甘草炙　　**白术**各三两

上四味，捣筛，蜜和为丸，如鸡子黄许大。以沸汤数合，和一丸，研碎，温服之，日三四，夜二服。腹中未热，益至三四丸，然不及汤。汤法：以四物依两数切，用水八升，煮取三升，去滓，温服一升，日三服。若脐上筑者，肾气动也，去术，加桂四两；吐多者，去术，加生姜三两；下多者，还用术；悸者，加茯苓二两；渴欲得水者，

加术，足前成四两半；腹中痛者，加人参，足前成四两半；寒者，加干姜，足前成四两半；腹满者，去术，加附子一枚。服汤后如食顷，饮热粥一升许，微自温，勿发揭衣被。

【知识要点】原文论霍乱病表里寒热不同的证治。偏于表偏于热者，以五苓散外疏内利，表里两解，后世称其为急开支河。偏于里偏于寒者，以理中汤或理中丸温中散寒，健脾燥湿。

辨阴阳易差后劳复病脉证并治

伤寒解后，虚羸少气，气逆欲吐，竹叶石膏汤主之。（397）执 国 西

竹叶石膏汤方

竹叶二把　石膏一斤　半夏半升，洗　麦门冬一升，去心　人参二两　甘草二两，炙　粳米半升

上七味，以水一斗，煮取六升，去滓，内粳米，煮米熟，汤成去米，温服一升，日三服。

【知识要点】原文论病后余热未清，耗气伤津，胃虚气逆的证治。竹叶石膏汤清热和胃，益气生津，降逆止呕。方中竹叶、石膏清热除烦；人参、麦冬益气生津；甘草、粳米补中益气养胃；半夏和胃降逆止呕。

《金匮要略》篇 ▷▷▷▷

脏腑经络先后病脉证

问曰：上工治未病，何也？师曰：夫治未病者，见肝之病，知肝传脾，当先实脾，四季脾王不受邪，即勿补之。中工不晓相传，见肝之病，不解实脾，惟治肝也。

夫肝之病，补用酸，助用焦苦，益用甘味之药调之。酸入肝，焦苦入心，甘入脾。脾能伤肾，肾气微弱，则水不行；水不行，则心火气盛，则伤肺；肺被伤，则金气不行；金气不行，则肝气盛，则肝自愈。此治肝补脾之要妙也。肝虚则用此法，实则不在用之。经曰：虚虚实实，补不足，损有余，是其义也。余脏准此。（1）执国西

【知识要点】原文从整体观念出发，强调治未病，论述已病防传、整体调节及虚实异治等治则。高明的医生可根据脾气充实与否判断肝之实证是否传脾，再决定是否须实脾。而肝之虚证则当补之以入肝之酸味；辅助入心之焦苦，一是子能令母实，二则助心火可制肺金，防其侮肝木；益以入脾之甘味，补土制水以助火，可制约肺金而防其侮肝木。若虚证误用泻法，使正气更虚，谓之虚虚；实证误用补法，使病邪更盛，谓之实实。当辨清虚实，虚则补之，实则泻之。注意肝之虚证、实证的不同证治规律。

夫人禀五常，因风气而生长，风气虽能生万物，亦能害万物，如水能浮舟，亦能覆舟。若五脏元真通畅，人即安和，客气邪风，中人多死。千般疢难，不越三条：一者，经络受邪，入脏腑，为内所因也；二者，四肢九窍，血脉相传，壅塞不通，为外皮肤所中也；三者，房室、金刃、虫兽所伤。以此详之，病由都尽。

若人能养慎，不令邪风干忤经络，适中经络，未流传脏腑，即医治之，四肢才觉重滞，即导引、吐纳、针灸、膏摩，勿令九窍闭塞；更能无犯王法、禽兽灾伤，房室勿令竭乏，服食节其冷、热、苦、酸、辛、甘，不遗形体有衰，病则无由入其腠理。腠者，是三焦通会元真之处，为血气所注；理者，是皮肤脏腑之文理也。（2）执

【知识要点】原文论述人与自然的关系、发病原因、疾病分类，以及疾病的预防及早期治疗等问题。人与自然关系密切，自然界既向人类提供了生存的基本条件又可导致人体发病。若五脏之元真充盈而畅通则生命保持相对稳定的状态；若脏腑功能失调，则各因素均易致疾病发生。仲景根据病因、传变途径、病位等将疾病分为三类。同时提出注意房事、饮食、起居、病邪等相关因素，以内养正气，外慎邪气，预防疾病发生。若发病则应及早治疗，初期可用外治法驱邪外出以防病由表入里。最后，仲景提出了腠理

的概念。本条应注意五脏元真通畅、疾病分类、养慎等认识。

问曰：病有急当救里救表者，何谓也？师曰：病，医下之，续得下利清谷不止，身体疼痛者，急当救里；后身体疼痛，清便自调者，急当救表也。（14）国

【知识要点】原文论表里同病的先后缓急治则。临证时若出现下利清谷不止之里证与身疼痛之表证并见，且以里虚寒所致下利的症状为急为重，正确的治法应是先治里证，待脾肾阳气恢复，再治表证。大便的情况可作为辨别里证轻重的重要指征。

夫病痼疾加以卒病，当先治其卒病，后乃治其痼疾也。（15）国 西

【知识要点】原文论痼疾加卒病的先后缓急治则。痼疾日久势缓，根深蒂固，难以速愈；卒病则属新发而势急，邪气尚浅，其病易除。此时当先治卒病，以避免新邪进一步深入与痼疾相合，之后再治痼疾。若卒病与痼疾互相影响则在治疗时应注意兼顾。本条文体现了复合疾病的治疗顺序。

夫诸病在脏，欲攻之，当随其所得而攻之。如渴者，与猪苓汤。余皆仿此。（17）国 西

【知识要点】原文论述杂病应审因论治。以猪苓汤证为例阐释治疗复合型邪气的重要法则，无形之热稽留往往与体内有形之水等邪气相结合，当攻逐其有形实邪，使无形之热邪无所依附，则病易痊愈。注意对当随其所得而攻之的认识。

痉湿暍病脉证治

太阳病，发热无汗，反恶寒者，名曰刚痉。（1）国
太阳病，发热汗出，而不恶寒，名曰柔痉。（2）国

【知识要点】原文论刚痉和柔痉的临床表现。太阳病恶寒发热无汗是腠理郁闭的状态，发热汗出是腠理开放的状态，可根据筋脉挛急的轻重分为刚痉和柔痉。注意痉病的诊断及有无汗出是鉴别刚痉和柔痉的重要依据。

太阳病，其证备，身体强，几几然，脉反沉迟，此为痉，栝楼桂枝汤主之。（11）国
栝楼桂枝汤方
栝楼根二两　桂枝三两　芍药三两　甘草二两　生姜三两　大枣十二枚
上六味，以水九升，煮取三升，分温三服，取微汗。汗不出，食顷，啜热粥发之。

【知识要点】原文论柔痉证治。太阳病出现身体僵硬是因筋脉失养较重而拘挛所致，脉沉迟是病位深入的表现，故用桂枝汤加入生津液养筋脉的栝楼根治疗。身体强，几几然，脉沉迟是本证的重要诊断依据。

太阳病，关节疼痛而烦，脉沉而细—作缓**者，此名湿痹。**《玉函》云：中湿。**湿痹之候，**

小便不利，大便反快，但当利其小便。（14）执国

【知识要点】原文论湿痹的临床表现及其治则。湿邪由外而感，滞留于肌肉关节而见关节疼痛且伴有郁热。脉沉为在里，脉细为湿所致，寓示湿邪阻滞较深。若湿邪下注膀胱，气化不利而小便不利；湿邪下注大肠则大便稀溏。治疗可利小便以除湿而通阳。

风湿相搏，一身尽疼痛，法当汗出而解，值天阴雨不止，医云此可发汗，汗之病不愈者，何也？盖发其汗，汗大出者，但风气去，湿气在，是故不愈也。若治风湿者，发其汗，但微微似欲出汗者，风湿俱去也。（18）国

【知识要点】原文论述用微发汗法治疗风湿病。风湿痹阻经脉关节则一身尽疼痛。病在体表，应用发汗之法解之。若阴雨不止则外湿较盛，虽发汗而不愈，是因发汗不得法。风性清扬，易随汗泄；湿性黏腻，不易速去，若大汗出则风邪去而湿邪滞留，且耗伤卫阳，而病难痊愈。故宜用微汗法，使阳气缓缓蒸发而除风湿之邪。文中风湿病汗大出而不愈的原因及微微似欲汗出为要点所在。

湿家身烦疼，可与麻黄加术汤发其汗为宜，慎不可以火攻之。（20）国西
麻黄加术汤方
麻黄三两，去节　桂枝二两，去皮　甘草一两，炙　杏仁七十个，去皮尖　白术四两
上五味，以水九升，先煮麻黄，减二升，去上沫，内诸药，煮取二升半，去滓，温取八合，覆取微似汗。

【知识要点】原文论寒湿在表的证治及禁忌。湿寒郁阻，则痛而烦疼。如用火攻则湿邪难除；且火热与湿相合或可引起血分病变。故用麻黄汤加白术以微发其汗。方中麻黄与白术的配伍是其组方特点。

病者一身尽疼，发热，日晡所剧者，名风湿。此病伤于汗出当风，或久伤取冷所致也，可与麻黄杏仁薏苡甘草汤。（21）国西
麻黄杏仁薏苡甘草汤方
麻黄去节，半两，汤泡　甘草一两，炙　薏苡仁半两　杏仁十个去皮尖，炒
上锉麻豆大，每服四钱匕，水盏半，煮八分，去滓，温服。有微汗，避风。

【知识要点】原文论风湿在表的证治。湿邪与风邪相兼侵犯人体，湿邪郁阻经脉则疼痛；风邪易化热，则发热以日晡所为剧。该病多因汗出当风，或经常贪凉，外受湿邪所致，属风湿表实之证，当以汗解之，故治用轻清宣化，解表祛湿的麻杏苡甘汤。注意方中药物剂量。

风湿，脉浮，身重，汗出，恶风者，防己黄芪汤主之。（22）执国西
防己黄芪汤方
防己一两　甘草半两，炒　白术七钱半　黄芪一两一分，去芦
上锉麻豆大，每抄五钱匕，生姜四片，大枣一枚，水盏半，煎八分，去滓，温服，

良久再服。喘者，加麻黄半两；胃中不和者，加芍药三分；气上冲者，加桂枝三分；下有陈寒者，加细辛三分。服后当如虫行皮中，从腰下如冰，后坐被上，又以一被绕腰以下，温，令微汗，差。

【知识要点】原文论风湿在表，气虚汗出证的证治。风湿之邪在表而见脉浮，气虚不固则汗出恶风，湿盛则身体沉重。治以防己黄芪汤益气除湿。方后注"服后当如虫行皮中"为机体振奋卫阳驱邪之征兆。

伤寒八九日，风湿相搏，身体疼烦，不能自转侧，不呕不渴，脉浮虚而涩者，桂枝附子汤主之；若大便坚，小便自利者，去桂加白术汤主之。（**23**）国

桂枝附子汤方

桂枝四两，去皮　　**生姜**三两，切　　**附子**三枚，炮，去皮，破八片　　**甘草**二两，炙　　**大枣十二枚**，擘

上五味，以水六升，煮取二升，去滓，分温三服。

白术附子汤方

白术二两　　**附子**一枚半，炮，去皮　　**甘草**一两，炙　　**生姜**一两半，切　　**大枣**六枚

上五味，以水三升，煮取一升，去滓，分温三服。一服觉身痹，半日许再服，三服都尽，其人如冒状，勿怪，即是术、附并走皮中，逐水气，未得除故耳。

【知识要点】原文论风湿在表而兼表阳虚证的证治。阳虚者感受风湿而阻滞经脉，故身疼烦，不能自转侧；湿邪影响津液输布则口渴，使胃失和降则呕恶，病位在表则不呕不渴；脉浮虚为表阳虚湿滞之象。治用桂枝附子汤。方中重用桂枝祛风，附子助阳。大便坚，小便自利，为脾虚而湿未入里；若其表阳亏虚、偏于湿盛体虚，症见乏力、身体沉重者，则用白术附子汤。本证病位在表，以"术、附并走皮中"为证。

百合狐蝥阴阳毒病脉证治

论曰：百合病者，百脉一宗，悉致其病也。意欲食复不能食，常默默，欲卧不能卧，欲行不能行，饮食或有美时，或有不用闻食臭时，如寒无寒，如热无热，口苦，小便赤，诸药不能治，得药则剧吐利，如有神灵者，身形如和，其脉微数。

每溺时头痛者，六十日乃愈；若溺时头不痛，淅然者，四十日愈；若溺快然，但头眩者，二十日愈。其证或未病而预见，或病四五日而出，或病二十日，或一月微见者，各随证治之。（**1**）国西

【知识要点】原文论百合病的病因病机、证候、治则和预后。心肺为百脉之宗，心肺阴虚则百脉受累，症状百出，因此谓"百脉一宗，悉致其病"。百合病的临床表现为两个方面：一是由于阴血不足，影响神明所致的精神症状。二是阴虚内热的表现，见口苦、小便赤、脉微数等。如有神灵、诸药不能治，服药后吐利，是言本病辨治颇难，误治则易引起吐泻。最后提出可根据小便时的表现来判断预后。

百合病，不经吐、下、发汗，病形如初者，百合地黄汤主之。（5）执国西

百合地黄汤方

百合七枚，擘　生地黄汁一升

上以水洗百合，渍一宿，当白沫出，去其水，更以泉水二升，煎取一升，去滓，内地黄汁，煎取一升五合，分温再服。中病，勿更服。大便当如漆。

【知识要点】原文论百合病的正治法。百合病的基础方为百合地黄汤。注意百合的炮制方法，煎药使用泉水，地黄用生地黄汁，药后大便色如漆。

狐蜮之为病，状如伤寒，默默欲眠，目不得闭，卧起不安。蚀于喉为蜮，蚀于阴为狐。不欲饮食，恶闻食臭，其面目乍赤、乍黑、乍白。蚀于上部则声喝—作嗄，甘草泻心汤主之。（10）执国西

甘草泻心汤方

甘草四两　黄芩　人参　干姜各三两　黄连一两　大枣十二枚　半夏半升

上七味，水一斗，煮取六升，去滓，再煎，温服一升，日三服。

【知识要点】原文论述狐蜮病的治疗。狐蜮病因为湿热虫毒，湿热影响营卫，可见类似于伤寒证的表现。要注意狐和蜮之诊断要点。治疗运用解毒清热利湿之甘草泻心汤。甘草泻心汤的方名与《伤寒论》同，但运用大量生甘草以清热解毒是其特点。

疟病脉证并治

病疟，以月一日发，当以十五日愈；设不差，当月尽解；如其不差，当云何？师曰：此结为癥瘕，名曰疟母，急治之，宜鳖甲煎丸。（2）国

鳖甲煎丸方

鳖甲十二分，炙　乌扇三分，烧　黄芩三分　柴胡六分　鼠妇三分，熬　干姜三分　大黄三分　芍药五分　桂枝三分　葶苈一分，熬　石韦三分，去毛　厚朴三分　牡丹五分，去心　瞿麦二分　紫葳三分　半夏一分　人参一分　䗪虫五分，熬　阿胶三分，炙　蜂窠四分，炙　赤硝十二分　蜣螂六分，熬　桃仁二分

上二十三味，为末，取锻灶下灰一斗，清酒一斛五斗，浸灰，候酒尽一半，着鳖甲于中，煮令泛烂如胶漆，绞取汁，内诸药，煎为丸，如梧子大，空心服七丸，日三服。

《千金方》用鳖甲十二片，又有海藻三分，大戟一分，䗪虫五分，无鼠妇、赤硝二味，以鳖甲煎和诸药为丸。

【知识要点】原文论疟母的证治。疟邪停留日久而不愈，与气、痰、湿、瘀等邪互结于胁下而形成疟母。治用消法之代表方鳖甲煎丸，该方具有消癥化瘀，扶正祛邪之功效。注意对疟母的认识。

中风历节病脉证并治

寸口脉浮而紧，紧则为寒，浮则为虚，寒虚相搏，邪在皮肤。浮者血虚，络脉空

虚，贼邪不泻，或左或右，邪气反缓，正气即急，正气引邪，喎僻不遂。

邪在于络，肌肤不仁；邪在于经，即重不胜；邪入于腑，即不识人；邪入于脏，舌即难言，口吐涎。（2）执国西

【知识要点】原文论中风病的病因病机、症状和病位深浅的辨证。寸口脉紧为有外寒，浮主气血内虚。中风之初，外邪伤人病位轻浅，正虚不能驱邪，邪气痹阻经脉，甚至危及脏腑而形成中风病。邪气侵犯肢体一侧，病侧肌肉经脉气血不通，废而不用；健侧牵引病侧，左右肌肉经脉失去平衡协调，则出现口眼喎斜，半身不遂。

邪气瘀阻络脉，肌表失养而麻木不仁；邪气痹阻经脉，气血不通则肢体沉重。邪气深入而涉及六腑，神识不清则不能识人；邪深入脏而神无主，如心不主舌，则舌即难言；脾不能摄津液而流涎唾。

理解本条须注意口眼喎斜及半身不遂的病机分析，把握将中风病分为中络、中经、入腑、入脏四种证型的各自特点。

诸肢节疼痛，身体魁羸，脚肿如脱，头眩短气，温温欲吐，桂枝芍药知母汤主之。（8）执国西

桂枝芍药知母汤方：

桂枝四两　芍药三两　甘草二两　麻黄二两　生姜五两　白术五两　知母四两　防风四两　附子二枚, 炮

上九味，以水七升，煮取二升，温服七合，日三服。

【知识要点】原文论述历节病风湿化热证的证治。风湿之邪外侵，痹阻筋脉关节故诸肢节疼痛而肿大，两脚肿胀，麻木不仁，有与身体相脱离之感；病久正虚而身体消瘦；风湿邪气上犯，扰及清阳则头昏目眩；湿阻中焦故中气虚而短气；浊邪干胃，胃失和降故蕴蕴欲吐。治当用祛风除湿，温经散寒，佐以滋阴清热的桂枝芍药知母汤。多个肢体关节出现病理变化是历节病的重要特征。

病历节不可屈伸，疼痛，乌头汤主之。（10）西

乌头汤方治脚气疼痛, 不可屈伸。

麻黄　芍药　黄芪各三两　甘草三两, 炙　川乌五枚, 㕮咀, 以蜜二升, 煎取一升, 即出乌头

上五味，㕮咀四味，以水三升，煮取一升，去滓，内蜜煎中，更煎之，服七合。不知，尽服之。

【知识要点】原文论寒湿历节的证治。寒湿之邪痹阻筋脉关节故关节剧烈疼痛而不能屈伸，治当用乌头汤。方中诸药合用，能使寒湿邪从微汗而解。注意乌头的煎煮方法。

血痹虚劳病脉证并治

血痹阴阳俱微，寸口关上微，尺中小紧，外证身体不仁，如风痹状，黄芪桂枝五物

汤主之。（2）执国西

黄芪桂枝五物汤方

黄芪三两　芍药三两　桂枝三两　生姜六两　大枣十二枚

上五味，以水六升，煮取二升，温服七合，日三服。一方有人参。

【知识要点】原文论血痹病重证的证治。阴阳俱微，是营卫气血不足。脉象体现为阳气不足感受外邪之象。气虚血痹，肌肤失荣，故外证出现身体肌肤不觉痛痒；甚则如风痹状，兼有酸痛感。注意黄芪桂枝五物汤即桂枝汤去甘草，倍生姜，加黄芪组成。

夫男子平人，脉大为劳，极虚亦为劳。（3）国

【知识要点】原文论虚劳病的主脉。"平人"意味着从外形看似无病，实则内脏气血亏损，已经从脉象上可反映出来。大脉为轻取脉形体大，重按无神无力无根，阴虚阳浮者多见此脉；极虚脉为轻取、重按均为虚弱无力，是精气内损的本脉。注意出现大脉的病机。

夫失精家，少腹弦急，阴头寒，目眩—作目眶痛**发落，脉极虚芤迟，为清谷、亡血、失精。脉得诸芤动微紧，男子失精，女子梦交，桂枝加龙骨牡蛎汤主之。（8）**执国西

桂枝加龙骨牡蛎汤方《小品》云：虚羸浮热汗出者，除桂，加白薇、附子各三分、故曰二加龙骨汤。

桂枝　芍药　生姜各三两　甘草二两　大枣十二枚　龙骨　牡蛎各三两

上七味，以水七升，煮取三升，分温三服。

天雄散方

天雄三两，炮　白术八两　桂枝六两　龙骨三两

上四味，杵为散，酒服半钱匕，日三服，不知，稍增之。

【知识要点】原文论虚劳失精家所致阴阳失调的证治。素有遗精病之人，阴损及阳，故小腹弦急，外阴寒冷；精亏血少，阴血不能滋养，故目眩、发落。脉象出现极虚芤迟，既可见于患有失精症者，又可出现于亡血和下利清谷的患者。脉得诸芤动微紧之大意是脉或见芤动，或见微紧。此脉若与男子失精或女子梦交并见，为阴阳两虚，心肾不交，故以桂枝加龙骨牡蛎汤主之。仲景对多脏腑的阴阳两虚证治用桂枝加龙骨牡蛎汤颇具特色。天雄散证则以偏于阳虚为主。

虚劳里急，悸，衄，腹中痛，梦失精，四肢酸疼，手足烦热，咽干口燥，小建中汤主之。（13）执国西

小建中汤方

桂枝三两，去皮　甘草三两，炙　大枣十二枚　芍药六两　生姜三两　胶饴一升

上六味，以水七升，煮取三升，去滓，内胶饴，更上微火消解，温服一升，日三服。呕家不可用建中汤，以甜故也。

【知识要点】原文论虚劳病中气虚弱证的证治。脾气亏虚而不能运化，气血不荣，

脉络失养则脘腹拘急不舒，甚则腹中痛；心失所养则心悸；脾不统血可致衄血；肾关不固则梦失精；肢体失养则四肢酸疼，手足烦热；阴津不能上承则咽干口燥。小建中汤为建中治病求本之方。本条以里急、腹中痛等脾虚症为辨证要点。

虚劳腰痛，少腹拘急，小便不利者，八味肾气丸主之。方见脚气中。（**15**）国 西

【知识要点】原文论虚劳病腰痛的证治。腰为肾之外府，肾虚则腰痛；膀胱气化失常，于是少腹部出现拘急，小便不利。方用八味肾气丸。肾气丸组方中"少火生气"的特点须加注意。

虚劳诸不足，风气百疾，薯蓣丸主之。（**16**）国 西

薯蓣丸方

薯蓣三十分　当归　桂枝　曲　干地黄　豆黄卷各十分　甘草二十八分　人参七分　芎䓖　芍药　白术　麦门冬　杏仁各六分　柴胡　桔梗　茯苓各五分　阿胶七分　干姜三分　白敛二分　防风六分　大枣百枚为膏

上二十一味，末之，炼蜜和丸，如弹子大，空腹酒服一丸，一百丸为剂。

【知识要点】原文论虚劳病正气不足而感受外邪的证治。机体在多种虚损的基础上感受外邪，出现正虚邪恋、正邪相持之势。治疗时应当寓驱邪于补正之中，使邪气去而正气不伤，方用薯蓣丸。注意薯蓣丸扶正为主，兼以祛邪之组方思路。

虚劳虚烦不得眠，酸枣仁汤主之。（**17**）执 国 西

酸枣仁汤方

酸枣仁二升　甘草一两　知母二两　茯苓二两　芎䓖二两。深师有生姜二两。

上五味，以水八升，煮酸枣仁，得六升，内诸药，煮取三升，分温三服。

【知识要点】原文论虚劳病心肝血虚失眠的证治。肝血不足，血不养心，神魂不安，故不得眠。治用酸枣仁汤补肝养血，宁心安神。本证病位以心、肝为核心。

五劳虚极羸瘦，腹满不能饮食，食伤、忧伤、饮伤、房室伤、饥伤、劳伤、经络营卫气伤，内有干血，肌肤甲错，两目黯黑。缓中补虚，大黄䗪虫丸主之。（**18**）国 西

大黄䗪虫丸方

大黄十分，蒸　黄芩二两　甘草三两　桃仁一升　杏仁一升　芍药四两　干地黄十两　干漆一两　虻虫一升　水蛭百枚　蛴螬一升　䗪虫半升

上十二味，末之，炼蜜和丸小豆大，酒饮服五丸，日三服。

【知识要点】原文论虚劳干血的证治。五劳七伤导致身体瘦弱，瘀血停留日久者谓"干血"。瘀血内停，脾失健运，故腹满不能饮食；肌肤失养故粗糙如鳞甲状；因虚致瘀，目睛失养，故两目黯黑。治宜缓中补虚的大黄䗪虫丸。注意缓中补虚法祛瘀生新、峻药缓攻的特点。

肺痿肺痈咳嗽上气病脉证并治

肺痿吐涎沫而不咳者，其人不渴，必遗尿，小便数，所以然者，以上虚不能制下故也。此为肺中冷，必眩，多涎唾，甘草干姜汤以温之。若服汤已渴者，属消渴。（5）国西

甘草干姜汤方

甘草四两，炙　干姜二两，炮

上㕮咀，以水三升，煮取一升五合，去滓，分温再服。

【知识要点】原文论虚寒肺痿的证治。肺中冷提示上焦阳虚为虚寒肺痿的病因。上焦阳虚不能固摄津液而频吐涎沫；肺气痿弱，无上逆之势，故不咳不渴；肺气虚弱不能制约下焦，故遗尿或小便频数；肺气虚寒，清阳不升，头目失于温养，故头眩。治宜甘草干姜汤温肺复气。注意方中炙甘草和炮干姜的配伍比例体现培土生金法。

咳而上气，喉中水鸡声，射干麻黄汤主之。（6）执国西

射干麻黄汤方

射干十三枚，一法三两　麻黄四两　生姜四两　细辛三两　紫菀三两　款冬花三两　五味子半升　大枣七枚　半夏大者八枚洗，一法半升

上九味，以水一斗二升，先煮麻黄两沸，去上沫，内诸药，煮取三升，分温三服。

【知识要点】原文论寒饮郁肺致咳嗽上气的证治。寒饮内停，郁阻肺气，肺失清肃，气逆不降，故咳而上气；寒饮随气上逆，痰气相搏于气道，故喉中水鸡声。用温肺化饮、开郁平喘之射干麻黄汤治疗。注意与小青龙汤证鉴别。

大逆上气，咽喉不利，止逆下气者，麦门冬汤主之。（10）执国西

麦门冬汤方

麦门冬七升　半夏一升　人参三两　甘草二两　粳米三合　大枣十二枚

上六味，以水一斗二升，煮取六升，温服一升，日三夜一服。

【知识要点】原文论虚火咳喘的证治。胃阴不足，则肺津不继，虚火上炎，以致肺胃之气俱逆，故见咳嗽气喘；肺胃津伤，津不上承，故咽喉干燥不利，痰稠咯吐不爽。治宜清养肺胃，止逆下气，用麦门冬汤。注意方中麦冬和半夏的配伍及培土生金的特色。亦有版本写作"火逆上气"。

肺痈，喘不得卧，葶苈大枣泻肺汤主之。（11）国

葶苈大枣泻肺汤方

葶苈熬令黄色，捣丸如弹子大　大枣十二枚

上先以水三升，煮枣取二升，去枣，内葶苈，煮取一升，顿服。

【知识要点】原文论述肺痈邪实气闭而喘的证治。邪热灼津成痰，壅滞于肺，肺失

宣肃，故喘息而不得卧；痰壅气滞，故胸满、喘胀而不能卧。治用葶苈大枣泻肺汤涤痰下气，泄肺开闭。注意葶苈子的炮制方法、大枣的剂量和本方的服法。

咳而上气，此为肺胀，其人喘，目如脱状，脉浮大者，越婢加半夏汤主之。（13）国 西

越婢加半夏汤方

麻黄六两　石膏半斤　生姜三两　大枣十五枚　甘草二两　半夏半升

上六味，以水六升，先煮麻黄，去上沫，内诸药，煮取三升，分温三服。

【知识要点】原文论述饮热郁肺而咳喘的证治。内有水饮，壅塞胸膈，兼之外感风热，内外合邪，肺气胀满则出现咳而上气，脉浮大；饮热交阻，肺气壅塞，气逆不降，故其人喘促，两目胀突有如脱出之状。治宜用越婢加半夏汤。注意目如脱状的病机及方中麻黄与石膏的用量。

肺胀，咳而上气，烦躁而喘，脉浮者，心下有水，小青龙加石膏汤主之。（14）国 西

小青龙加石膏汤方《千金》证治同，外更加胁下痛引缺盆。

麻黄　芍药　桂枝　细辛　甘草　干姜各三两　五味子　半夏各半升　石膏二两

上九味，以水一斗，先煮麻黄，去上沫，内诸药，煮取三升。强人服一升，羸者减之，日三服，小儿服四合。

【知识要点】原文论外寒内饮夹热而咳喘的证治。烦躁而喘，脉浮者，心下有水，可看出本方证之肺胀是由于外感风寒，内有饮邪郁热所引起。寒饮郁而化热，热扰心神，故烦躁。治宜解表化饮，清热除烦，用小青龙加石膏汤。本方石膏的用量较少是其特点之一。

治咳有微热，烦满，胸中甲错，是为肺痈。国

《千金》苇茎汤

苇茎二升　薏苡仁半升　桃仁五十枚　瓜瓣半升

上四味，以水一斗，先煮苇茎得五升，去滓，内诸药，煮取二升，服一升，再服，当吐如脓。

【知识要点】原文论肺痈成脓的证治。痰热阻肺，肺气不利，故咳嗽，胸满；热入营分，内扰心神，故心烦，微热；瘀血内结，新血不生，肌肤失养，故胸中皮肤甲错。治以苇茎汤清肺化痰、活血排脓。注意本方方药组成。

奔豚气病脉证治

师曰：病有奔豚，有吐脓，有惊怖，有火邪，此四部病，皆从惊发得之。师曰：奔豚病，从少腹起，上冲咽喉，发作欲死，复还止，皆从惊恐得之。（1）国 西

【知识要点】原文论奔豚气病的病因和主症。奔豚气、吐脓、惊怖、火邪与惊恐等情志因素有关。奔豚气与冲脉经气上冲有关，涉及肝、肾、心，其主症是发作时自觉

有气从少腹上冲咽喉，痛苦难以忍受，随后冲气逐渐平复，一如常人。注意本病的临床特点。

奔豚气上冲胸，腹痛，往来寒热，奔豚汤主之。（2）国 西

奔豚汤方

甘草　芎藭　当归各二两　**半夏**四两　**黄芩**二两　**生葛**五两　**芍药**二两　**生姜**四两　**甘李根白皮**一升

上九味，以水二斗，煮取五升，温服一升，日三夜一服。

【知识要点】原文论述肝郁气逆奔豚的证治。肝气郁结化热，引动冲气上逆而发奔豚，故气上冲胸；肝郁气滞，经脉不畅，故可见少腹或胁下腹痛；肝胆互为表里，肝郁则少阳之气不和，所以往来寒热。治以奔豚汤养血调肝，泄热降逆。方中甘李根白皮为治奔豚气之要药，葛根的使用亦颇有特色。

胸痹心痛短气病脉证治

师曰：夫脉当取太过不及，阳微阴弦，即胸痹而痛，所以然者，责其极虚也。今阳虚知在上焦，所以胸痹、心痛者，以其阴弦故也。（1）执 国 西

【知识要点】原文论胸痹、心痛的病因病机。切脉时应首先辨别其太过与不及，以分辨邪正虚实。阳微指寸脉微，主上焦阳气不足；阴弦为尺脉弦，主下焦阴寒太盛。阐明了胸痹、心痛的病因病机为上焦阳虚，下焦阴寒之邪上逆，阴乘阳位，痹阻胸阳，则发生胸痹心痛。

胸痹之病，喘息咳唾，胸背痛，短气，寸口脉沉而迟，关上小紧数，栝楼薤白白酒汤主之。（3）执 国 西

栝楼薤白白酒汤方

栝楼实一枚，捣　**薤白**半斤　**白酒**七升

上三味，同煮，取二升，分温再服。

【知识要点】原文论胸痹发作时的典型症状、治法及主方。胸痹的主症是喘息咳唾，胸背痛，短气。胸阳不振，阴邪阻滞胸背之气故胸背痛。邪阻气滞，故有短气，呼吸迫促。肺失宣降，故喘息咳唾。寸口脉沉而迟，关上小紧数，与阳微阴弦同义。方中栝楼与薤白、白酒的组合有去性存用之意。

胸痹不得卧，心痛彻背者，栝楼薤白半夏汤主之。（4）国 西

栝楼薤白半夏汤方

栝楼实一枚，捣　**薤白**三两　**半夏**半斤　**白酒**一斗

上四味，同煮，取四升，温服一升，日三服。

【知识要点】原文论胸痹痰饮壅盛证的证治。胸痹，不得平卧、心痛彻背相对较重，这是因为痰饮壅盛，痹阻较重所致。故增加辛温的半夏以化痰逐饮，并增加了白酒

剂量及服药次数。本条文属于胸痹病之重症。

胸痹心中痞，留气结在胸，胸满，胁下逆抢心，枳实薤白桂枝汤主之；人参汤亦主之。(5) 西

枳实薤白桂枝汤方

枳实四枚　厚朴四两　薤白半斤　桂枝一两　栝楼实一枚，捣

上五味，以水五升，先煮枳实、厚朴，取二升，去滓，内诸药，煮数沸，分温三服。

人参汤方

人参　甘草　干姜　白术各三两

上四味，以水八升，煮取三升，温服一升，日三服。

【知识要点】原文论胸痹虚证和实证的不同证治。胸痹病兼见心中痞闷、胸满、胁下之气上冲心胸等症候，说明病势不但从胸膺部向下扩展到胃脘两胁之间，且胁下气逆上冲心胸，形成了胸和胃同病。偏实者，乃阴寒邪气偏盛，痰饮停蓄为患，方用枳实薤白桂枝汤。该方由栝楼薤白白酒汤去白酒加厚朴、枳实、桂枝而成，属于急者治其标。偏虚者，乃中焦阳虚，寒凝气滞所致，方用人参汤以温补阳气，属于缓者治其本。

胸痹缓急者，薏苡附子散主之。(7) 国 西

薏苡附子散方

薏苡仁十五两　大附子十枚，炮

上二味，杵为散，服方寸匕，日三服。

【知识要点】原文论胸痹病急证的治疗。胸痹病发作突然，胸痛剧烈，且伴有四肢筋脉拘挛性疼痛等，此乃阴寒凝聚不散，阳气痹阻不通所致。方用薏苡附子散。后世对"缓急"二字的理解争议颇多。

心痛彻背，背痛彻心，乌头赤石脂丸主之。(9) 国 西

乌头赤石脂丸方

蜀椒一两，一法二分　乌头一分，炮　附子半两，炮，一法一分　干姜一两，一法一分　赤石脂一两，一法二分

上五味，末之，蜜丸如梧子大，先食服一丸，日三服。不知，稍加服。

【知识要点】原文论心痛病的重证证治。因阴寒之邪痼结于内，痹阻胸中阳气，气血不通，故出现前后牵扯疼痛。方用乌头赤石脂丸散寒止痛。需要注意本方中大量辛温大热之品与赤石脂的配伍。

腹满寒疝宿食病脉证治

病腹满，发热十日，脉浮而数，饮食如故，厚朴七物汤主之。(9) 执 国 西

厚朴七物汤方

厚朴半斤　甘草三两　大黄三两　大枣十枚　枳实五枚　桂枝二两　生姜五两

上七味，以水一斗，煮取四升，温服八合，日三服。呕者加半夏五合，下利去大黄，寒多者加生姜至半斤。

【知识要点】原文论腹满病中里实兼表寒证的证治。病见腹满，且已发热十日，缘因外感，表寒不解，渐次入里，邪滞于肠之故。因病不在胃，故尚能饮食。其脉浮提示还有表邪；数脉主热，兼见腹满，为邪盛于里之象；当属表里俱病的表现。治疗用厚朴七物汤两解表里，行气除满。注意，病属腹满而非腹痛，故方中未用芍药。

腹中寒气，雷鸣切痛，胸胁逆满，呕吐，附子粳米汤主之。（10）国西

附子粳米汤方

附子一枚，炮　半夏半升　甘草一两　大枣十枚　粳米半升

上五味，以水八升，煮米熟汤成，去滓，温服一升，日三服。

【知识要点】原文论脾胃虚寒，水饮上逆的腹满痛证治。脾胃阳虚，水聚为饮，内停胃肠则肠鸣腹痛；寒饮上逆则胸胁胀满，并见呕吐。治用附子粳米汤。腹中寒气为本证病机所在。

痛而闭者，厚朴三物汤主之。（11）国西

厚朴三物汤方

厚朴八两　大黄四两　枳实五枚

上三味，以水一斗二升，先煮二味，取五升，内大黄，煮取三升，温服一升，以利为度。

【知识要点】原文论腹满胀重于积的证治。腹部胀满疼痛，大便不通，矢气不传，是实热内结，腑气阻滞之故。治用厚朴三物汤行气除满，泻热通便。注意，痛而闭为其辨证要点，重用厚朴是组方特点。

按之心下满痛者，此为实也，当下之，宜大柴胡汤。（12）国

大柴胡汤方

柴胡半斤　黄芩三两　芍药三两　半夏半升，洗　枳实四枚，炙　大黄二两　大枣十二枚　生姜五两

上八味，以水一斗二升，煮取六升，去滓，再煎，温服一升，日三服。

【知识要点】原文论腹满里实兼少阳的证治。心下痞满，按之疼痛当属里实。本证病机为阳明里实兼少阳，治用大柴胡汤两解表里。注意与《伤寒论》中相关原文相参。

心胸中大寒痛，呕不能饮食，腹中寒，上冲皮起，出见有头足，上下痛而不可触近，大建中汤主之。（14）西

大建中汤方

蜀椒二合，去汗　干姜四两　人参二两

上三味，以水四升，煮取二升，去滓，内胶饴一升，微火煎取一升半，分温再服；如一炊顷，可饮粥二升，后更服，当一日食糜，温覆之。

【知识要点】原文论脾胃虚寒的腹满痛证治。心胸中大寒痛之"大"体现病情重，病位广，疼痛剧烈。其病机为阳虚阴寒较盛。寒气上下攻冲，充斥于内外，故胀满疼痛，痛势剧烈，手不可触近，腹部可见有如头足状之包块，移动起伏，呕吐不能食。治以大建中汤温中散寒，缓急止痛。本证为至虚有盛候，注意与实证鉴别。

胁下偏痛，发热，其脉紧弦，此寒也，以温药下之，宜大黄附子汤。（15）执 国 西

大黄附子汤方

大黄三两　附子三枚，炮　细辛二两

上三味，以水五升，煮取二升，分温三服。若强人，煮取二升半，分温三服，服后如人行四五里，进一服。

【知识要点】原文论述寒实内结所致胁腹满痛证治。胁下偏痛指胁腹胀满疼痛于一侧。脉紧弦，主寒主痛。寒实内结，腑气不通，故胁痛腹满便秘；阴寒郁遏而发热；寒阻气逆，偏聚一处，故胁腹偏痛。寒实内结之证当用温药攻下，故以温阳泻实的大黄附子汤治之。"寒也"二字表明本证病机为寒实内结。

寒疝腹中痛，及胁痛里急者，当归生姜羊肉汤主之。（18）国 西

归生姜羊肉汤方

当归三两　生姜五两　羊肉一斤

上三味，以水八升，煮取三升，温服七合，日三服。若寒多者，加生姜成一斤；痛多而呕者，加橘皮二两，白术一两。加生姜者，亦加水五升，煮取三升二合，服之。

【知识要点】原文论述寒疝病血虚寒滞证的证治。里寒凝滞则腹中痛；痛连两胁而拘急，是因血虚而寒凝，肝经失于温煦与濡养所致。故以当归生姜羊肉汤养血散寒止痛治之。注意，寒疝此指寒性腹痛。

五脏风寒积聚病脉证并治

肝着，其人常欲蹈其胸上，先未苦时，但欲饮热，旋覆花汤主之。臣亿等校诸本旋覆花汤方，皆同。（7）执 国 西

旋覆花汤方

旋覆花三两　葱十四茎　新绛少许

上三味，以水三升，煮取一升，顿服之。

【知识要点】原文论肝着病的证治。肝着病是肝经受邪而气血郁滞，着而不行所致。因肝脉布胁络胸，故可见胸胁痞闷不舒，甚或疼痛。初起热饮能助阳散寒，使气机

通利，故但欲饮热。待肝着病既成，气郁及血，病情加重，虽热饮或以手按揉捶打亦不得缓解，故欲用足蹈其胸上。当治以旋覆花汤，行气活血，通阳散结。本病的辨证要点是"常欲蹈其胸上"。

肾着之病，其人身体重，腰中冷，如坐水中，形如水状，反不渴，小便自利，饮食如故，病属下焦，身劳汗出，衣一作表里冷湿，久久得之，腰以下冷痛，腹重如带五千钱，甘姜苓术汤主之。（16）执 国 西

甘草干姜茯苓白术汤方

甘草二两　**白术**二两　**干姜**四两　**茯苓**四两

上四味，以水五升，煮取三升，分温三服，腰中即温。

【知识要点】原文论肾着病的成因和证治。因腰为肾之外府，故名肾着。本病多起于身劳汗出之后，寒湿痹着腰部，所以腰部冷痛而沉重；本病脾肾之功能未受显著影响，故口不渴，小便自利，饮食如常。甘姜苓术汤亦称为肾着汤，重用干姜配甘草以温中散寒，茯苓配白术以健脾除湿散寒，温运阳气。本证以腰以下冷痛，腹重如带五千钱为其主要特点。

痰饮咳嗽病脉证并治

问曰：夫饮有四，何谓也？师曰：有痰饮，有悬饮，有溢饮，有支饮。（1）国

问曰：四饮何以为异？师曰：其人素盛今瘦，水走肠间，沥沥有声，谓之痰饮；饮后水流在胁下，咳唾引痛，谓之悬饮；饮水流行，归于四肢，当汗出而不汗出，身体疼重，谓之溢饮；咳逆倚息，短气不得卧，其形如肿，谓之支饮。（2）执 国 西

【知识要点】原文论述痰饮病按其部位分类及相应主症。水饮流走肠胃者属痰饮。饮在肠间与气相击，故沥沥有声；脾胃失常，饮食不化，肌肉失养则形体消瘦。水饮流注胁下，影响肝肺气机见咳唾引胸胁疼痛者属悬饮。水饮流行于四肢，使肺脾失调，难以汗出，身体疼痛而沉重者属溢饮。水饮停于胸膈，致肺心功能下降，出现咳嗽气喘倚息，短气不能平卧，外形如肿者属支饮。注意有广义痰饮和狭义痰饮的不同概念。

病痰饮者，当以温药和之。（15）国 西

【知识要点】原文论痰饮病的治法。饮为阴邪，易伤阳气，遇寒则凝，得温则行。温药能振奋阳气、开发腠理、通行水道；和之指温药具有调和、调理脏腑的功能。当以温药和之是痰饮病的重要治疗思路。

心下有痰饮，胸胁支满，目眩，苓桂术甘汤主之。（16）国 西

茯苓桂枝白术甘草汤方

茯苓四两　**桂枝**三两　**白术**三两　**甘草**二两

上四味，以水六升，煮取三升，分温三服，小便则利。

【知识要点】原文论脾胃阳虚饮停心下的证治。心下指胃脘部位，饮停而影响气机，故胸胁支满；饮阻中焦，清不升，浊不降，则头晕目眩。以苓桂术甘汤温阳蠲饮，健脾利水治之。胸胁支满，目眩是其辨证要点。注意与《伤寒论》相关原文互参。

夫短气，有微饮，当从小便去之，苓桂术甘汤主之；肾气丸亦主之。（17）执

【知识要点】原文论述微饮的同病异治。水饮轻微者，其本在于脾肾阳气不足而难以气化。若因中阳不振而水饮内停者，其本在脾，须健脾除湿，治用苓桂术甘汤。若因下焦阳虚而不能化气行水者，其本在肾，须温肾行水，治用肾气丸。注意二者的鉴别。

病者脉伏，其人欲自利，利反快，虽利，心下续坚满，此为留饮欲去故也，甘遂半夏汤主之。（18）国 西

甘遂半夏汤方

甘遂大者三枚 半夏十二枚，以水一升，煮取半升，去滓 芍药五枚 甘草如指大，一枚，炙，一本作无

上四味，以水二升，煮取半升，去滓，以蜜半升，和药汁煎取八合，顿服之。

【知识要点】原文论述留饮欲去的证治。饮邪久留，阻遏阳气，故见脉伏，若无诱因而见下利，且利后反而暂时感觉畅快，这是留饮有欲去之势。但留饮难尽去，加之饮邪反复积蓄，所以仍觉心下坚满。治宜因势利导，攻逐水饮，方用甘遂半夏汤。须注意方中有十八反的组合。

病悬饮者，十枣汤主之。（22）国 西

十枣汤方

芫花熬 甘遂 大戟各等分

上三味，捣筛，以水一升五合，先煮肥大枣十枚，取八合，去滓，内药末。强人服一钱匕，羸人服半钱，平旦温服之；不下者，明日更加半钱。得快下后，糜粥自养。

【知识要点】原文论述悬饮的证治。饮流胁下，阻遏气机，妨碍肃降，故脉沉而弦，咳唾之时可牵引胸胁内作痛。当泻下逐饮，用十枣汤。十枣汤的煎服法须加以注意。

病溢饮者，当发其汗，大青龙汤主之，小青龙汤亦主之。（23）国 西

【知识要点】原文论述溢饮的证治。溢饮为饮流于四肢，卫气郁闭，以身体疼重、无汗为主症，由当汗出而不汗出所致，可以用大青龙汤或小青龙汤宣肺发汗以治疗。注意大青龙汤证、小青龙汤证的鉴别。

膈间支饮，其人喘满，心下痞坚，面色黧黑，其脉沉紧，得之数十日，医吐下之不

愈，木防己汤主之。虚者即愈；实者三日复发，复与不愈者，宜木防己汤去石膏加茯苓芒硝汤主之。（24）国西

木防己汤方

木防己三两　石膏十二枚，鸡子大　桂枝二两　人参四两

上四味，以水六升，煮取二升，分温再服。

木防己去石膏加茯苓芒硝汤方

木防己二两　桂枝二两　人参四两　芒硝三合　茯苓四两

上五味，以水六升，煮取二升，去滓，内芒硝，再微煎，分温再服，微利则愈。

【知识要点】原文论膈间支饮喘满的证治。饮聚膈间，气机郁滞而喘满，心下痞坚；营卫运行不利故面色黧黑；寒饮内结，脉象沉紧。久病缠绵，又经用吐下法治疗则正气耗伤，虚中夹热，结聚胸膈。治以木防己汤，通阳利水、清热补虚。注意，服木防己汤后应根据心下痞坚的变化调整治疗方法。

心下有支饮，其人苦冒眩，泽泻汤主之。（25）国西

泽泻汤方

泽泻五两　白术二两

上二味，以水二升，煮取一升，分温再服。

【知识要点】原文论水饮上泛而冒眩的证治。饮停心下，清阳不升，浊阴上泛，故苦于头昏目眩。法当利水消饮，健脾制水，用泽泻汤治疗。冒眩为本证辨证要点，重用泽泻为组方特色。

支饮胸满者，厚朴大黄汤主之。（26）国西

厚朴大黄汤方

厚朴一尺　大黄六两　枳实四枚

上三味，以水五升，煮取二升，分温再服。

【知识要点】原文论支饮胸满兼及肠腑的证治。饮停胸膈，阻滞气机，可见胸满，若累及肠胃，可致腑气不通。治宜涤饮通腑，行气导滞，用厚朴大黄汤。重用大黄为其组方特点。注意本方与小承气汤和厚朴三物汤的区别。

腹满，口舌干燥，此肠间有水气，己椒苈黄丸主之。（29）国西

防己椒目葶苈大黄丸方

防己　椒目　葶苈熬　大黄各一两

上四味，末之，蜜丸如梧子大，先食饮服一丸，日三服，稍增，口中有津液。渴者，加芒硝半两。

【知识要点】原文论肠间饮聚成实的证治。饮邪内聚肠间，壅阻气机，故腹满；饮阻气结，津不上承，则口舌干燥。其病机为肠间饮聚成实，气机壅滞。治用己椒苈黄丸前后分消涤饮泄实。若饮邪结聚而难去应加芒硝软坚散结。

消渴小便不利淋病脉证并治

男子消渴，小便反多，以饮一斗，小便一斗，肾气丸主之。（3）国 西

【知识要点】原文论肾气亏虚而致消渴的证治。肾虚不能气化固摄，膀胱开阖失司，故小便反多；肾气不能蒸腾津液上承，又小便偏多而阴伤则口渴。治用肾气丸补益肾气。饮一溲一之症是辨证要点。

小便不利者，有水气，其人若渴，栝楼瞿麦丸主之。（10）执 国 西
栝楼瞿麦丸方

栝楼根二两　茯苓　薯蓣各三两　附子一枚，炮　瞿麦一两

上五味，末之，炼蜜丸梧子大，饮服三丸，日三服；不知，增至七八丸，以小便利，腹中温为知。

【知识要点】原文论上燥下寒水停的证治。下焦虚寒，不能化气行水，故见小便不利。寒滞下焦，气不化水，津不上承，则口渴。上则口渴多饮，下则小便不利，致水液停蓄而水肿。其病机为肾阳不足，水气内停，下寒上燥。治当用温阳化气，利水润燥的栝楼瞿麦丸。方后注腹中温为知，说明下焦虚寒是本病的关键。亦有版本写作"其人苦渴"。

小便不利，蒲灰散主之；滑石白鱼散、茯苓戎盐汤并主之。（11）国 西
蒲灰散方

蒲灰七分　滑石三分

上二味，杵为散，饮服方寸匕，日三服。
滑石白鱼散方

滑石二分　乱发二分，烧　白鱼二分

上三味，杵为散，饮服半钱匕，日三服。
茯苓戎盐汤方

茯苓半斤　白术二两　戎盐弹丸大，一枚

上三味，先将茯苓、白术煎成，入戎盐，再煎，分温三服。

【知识要点】原文论小便不利的三种治法。三方都可治小便不利，本条详方略证，故须以方测证，从湿热、瘀血及正虚三个角度加以鉴别。

渴欲饮水，口干舌燥者，白虎加人参汤主之方见中喝中。（12）西

【知识要点】原文论肺胃热盛而伤津耗气的消渴证治。肺胃热盛，耗伤气津，气伤亦不能布津，故可见渴欲饮水；气虚不能化津，津亏而无以上承，虽饮水也不能润其燥，故口干舌燥。其病机为肺胃热盛，气津两伤。治宜清热生津，益气润燥。治用白虎人参汤清热生津、益气润燥。渴饮水浆后仍然口干舌燥为本条辨证要点。

水气病脉证并治

师曰：病有风水、有皮水、有正水、有石水、有黄汗。风水，其脉自浮，外证骨节疼痛，恶风；皮水，其脉亦浮，外证胕肿，按之没指，不恶风，其腹如鼓，不渴，当发其汗。正水，其脉沉迟，外证自喘；石水，其脉自沉，外证腹满不喘。黄汗，其脉沉迟，身发热，胸满，四肢头面肿，久不愈，必致痈脓。（1）执国西

【知识要点】原文论各类型水气病的脉症，指出风水和皮水的治疗原则，以及黄汗的预后转归。风水由外邪侵袭，肺气不宣，通调失职，水气泛溢所致，外证见浮肿、骨节疼痛、恶风、脉浮，表证明显。皮水由于脾失运化，肺失宣降，水湿潴留，泛溢肌肤所致，外证可见全身浮肿，腹满肿胀，小便不利，脉象浮或沉迟，无明显表证。"其腹如鼓"亦有版本写作"其腹如故"。风水及皮水之水湿在表且有外溢之势，故应因势利导，以发汗法治之乃愈。正水由于脾肾阳虚，水湿内盛，水气上逆外溢所致，外证见浮肿、腹胀、气喘、脉象沉迟。石水因肾阳衰微，寒水凝结所致，因水之在下，故外证见少腹硬满如石，脉自沉。黄汗，乃由水湿之邪袭表，郁久化热，湿热互结所致，外证可见四肢头面浮肿、汗出色黄，身热胸满，脉象沉迟。若黄汗久治不愈，则可化为痈脓。注意把握主要临床表现。

里水者，一身面目黄肿，其脉沉，小便不利，故令病水。假如小便自利，此亡津液，故令渴也。越婢加术汤主之。方见下（5）国西

【知识要点】原文论皮水夹热的证治。里水即指皮水，皮水为病出现周身面目肿甚、脉沉、小便不利，此乃脾虚不能运化水湿，肺气不宣，不能通调水道，下输膀胱所致。治以越婢加术汤发汗清热利水。

脉得诸沉，当责有水，身体肿重。水病脉出者死。（10）国

【知识要点】原文论水气病的脉、症和预后。水气病因水气停滞，身体肿重，阳气郁阻而不能外达，故脉象以沉为主。脉出指脉浮而无根，重按则散，是阴盛格阳，真气涣散于外的危重之象。

师曰：诸有水者，腰以下肿，当利小便；腰以上肿，当发汗乃愈。（18）执国西

【知识要点】原文论水气病的治疗原则。水肿之病，当以除水邪为治，腰以下肿者，提示病位在下在里，属阴，当利小便；腰以上肿者，提示病位在上在表，属阳，当发汗。水气病由于有水在上下表里之不同，应根据因势利导的原则采用不同治法。

风水，脉浮身重，汗出恶风者，防己黄芪汤主之。腹痛者加芍药。（22）国西

【知识要点】原文论风水表虚的证治。风水脉浮提示病位在表，水湿之邪客于肌肤分肉之间而身重；表虚卫气不固则汗出恶风。此由风水表虚，腠理不固所致。以防己黄

芪汤益气固表、利水除湿治之。若因水湿阻滞，里气不和而见腹痛，可加芍药活血以止疼痛。须注意表虚证的辨证要点。

风水恶风，一身悉肿，脉浮不渴，续自汗出，无大热，越婢汤主之。（23）执 国 西
越婢汤方
麻黄六两　石膏半斤　生姜三两　大枣十五枚　甘草二两
上五味，以水六升，先煮麻黄，去上沫，内诸药，煮取三升，分温三服。恶风者加附子一枚，炮。风水加术四两。《古今录验》

【知识要点】原文论风水夹热的证治。风邪袭表而见恶风；水为风激而泛溢故周身浮肿；脉浮提示病邪在表；肺胃有热，故见口渴；热迫津泄，故可见连续不断的自汗出；因汗出热散且热与水结，故表无大热。此由风水相搏，内有郁热所致。以越婢汤发越水气，兼清郁热治之。注意方中麻黄与石膏的配伍比例。

皮水为病，四肢肿，水气在皮肤中，四肢聂聂动者，防己茯苓汤主之。（24）国 西
防己茯苓汤方
防己三两　黄芪三两　桂枝三两　茯苓六两　甘草二两
上五味，以水六升，煮取二升，分温三服。

【知识要点】原文论皮水气虚阳遏的证治。皮水病在脾，脾虚而水气归于四肢，故见四肢浮肿；水气相搏，阳气被遏故四肢肿处微微颤动即"聂聂动"。治以防己茯苓汤通阳化气、表里分消。四肢聂聂动为其辨证要点，水气在皮肤中为其病位，重用茯苓为本方组方特色。

里水，越婢加术汤主之；甘草麻黄汤亦主之。（25）国 西
越婢加术汤方方见上，于内加白术四两，又见脚气中。
甘草麻黄汤方
甘草二两　麻黄四两
上二味，以水五升，先煮麻黄，去上沫，内甘草，煮取三升，温服一升，重覆汗出，不汗，再服。慎风寒。

【知识要点】原文论述皮水表实的证治。对于表实有汗夹热之皮水，宜越婢加术汤治之；若为表实而无汗无热者，宜用甘草麻黄汤以发其汗，使水从汗解。甘草麻黄汤中麻黄需要重用。

水之为病，其脉沉小，属少阴；浮者为风。无水虚胀者，为气。水，发其汗即已。脉沉者宜麻黄附子汤，浮者宜杏子汤。（26）国 西
麻黄附子汤方
麻黄三两　甘草二两　附子一枚，炮

上三味，以水七升，先煮麻黄，去上沫，内诸药，煮取二升半，温服八分，日三服。

杏子汤方未见。恐是麻黄杏仁甘草石膏汤。

【知识要点】原文论述了正水与风水的不同治法，及水气病与虚胀的鉴别。水肿病若见脉象沉小，则与少阴肾有关，为正水，宜麻黄附子汤治之；脉象浮者，则与肺有关，为风水，宜杏子汤治之。若见腹部胀满，但没有按之呈凹陷水肿的表现，多提示属气胀。本条以脉测证来指导同病异治。

……阴阳相得，其气乃行，大气一转，其气乃散……（30）⑭

【知识要点】原文论述了气分病的治法。通过调动胸中之宗气运行，可使凝结于胸中之水气得以宣散，即后世"大气论"之理论来源。

气分，心下坚，大如盘，边如旋杯，水饮所作，桂枝去芍药加麻辛附子汤主之。（31）⑭

桂枝去芍药加麻黄细辛附子汤方

桂枝三两　生姜三两　甘草二两　大枣十二枚　麻黄　细辛各二两　附子一枚，炮

上七味，以水七升，煮麻黄，去上沫，内诸药，煮取二升，分温三服，当汗出，如虫行皮中，即愈。

【知识要点】原文论阳虚寒凝气分病的证治。因阳虚阴凝，水气滞留于心下而见心下坚，大如盘而边如旋杯。治疗用温通阳气，化饮散结的桂枝去芍药加麻辛附子汤。桂枝汤去性微寒之芍药可增辛甘温通之力，再加麻黄细辛附子汤则温经散寒之效更强，体现了"大气一转，其气乃散"的精神。

黄疸病脉证并治

寸口脉浮而缓，浮则为风，缓则为痹。痹非中风，四肢苦烦，脾色必黄，瘀热以行。（1）⑭⑳⑭

【知识要点】原文论湿热黄疸的病因病机。寸口脉浮而缓，类似伤寒外感表虚的脉象，但"痹非中风"提示此处的脉浮并不是指外感。"风"可作"热"解，而缓则主湿，即湿热蕴结痹阻机体。脾主四肢肌肉，湿热困阻则感重滞不舒；脾主黄色，若湿热邪气深入于血分，脾色外露则将发生黄疸。"脾色必黄，瘀热以行"一句是本条核心，即表明湿热之邪郁闭了脾，影响及血，并行于周身而发黄为黄疸病机之关键。

趺阳脉紧而数，数则为热，热则消谷，紧则为寒，食即为满。尺脉浮为伤肾，趺阳脉紧为伤脾。风寒相搏，食谷即眩，谷气不消，胃中苦浊，浊气下流，小便不通，阴被其寒，热流膀胱，身体尽黄，名曰谷疸。额上黑，微汗出，手足中热，薄暮即发，膀胱

急，小便自利，名曰女劳疸，腹如水状不治。心中懊憹而热，不能食，时欲吐，名曰酒疸。（2）国

【知识要点】原文论黄疸病之病机、分类及主症。趺阳脉主候中焦，数是胃热所以消谷善饥；紧则主脾寒故可见食后胀满；脾湿与胃热郁结而形成谷疸。房劳导致肾虚有热而形成女劳疸，故尺脉浮；脾湿内停而形成谷疸，故趺阳脉紧。脾胃有湿热，即使勉强进食，反助湿热上冲则头眩；流于下焦，影响气化故小便不利。湿热无从排泄，郁蒸而成黄疸。因发病与饮食有关，所以称为谷疸。

女劳疸与肾虚有关，肾色外现则额上黑；肾中精血亏虚而生热，故见微汗出、手足中热、薄暮而发；气化如常则小便自利。病至后期如出现腹如水状，是脾肾两败虚实夹杂之候，故曰不治。

酒疸由嗜酒过度，湿热内蕴所致。湿热上扰而出现心中郁闷、烦热不安；湿热中阻，胃失和降，则时欲吐，不能食；湿热下注则足下热，膀胱气化不行，则小便不利。

注意，食谷即眩，额上黑，心中懊憹分别为谷疸、女劳疸和酒疸的核心症候。

谷疸之为病，寒热不食，食即头眩，心胸不安，久久发黄，为谷疸，茵陈蒿汤主之。（13）国西

茵陈蒿汤方

茵陈蒿六两　**栀子**十四枚　**大黄**二两

上三味，以水一斗，先煮茵陈，减六升，内二味，煮取三升，去滓，分温三服。小便当利，尿如皂角汁状，色正赤。一宿腹减，黄从小便去也。

【知识要点】原文论湿热俱盛之谷疸的证治。寒热此指恶寒发热，乃因湿热交蒸，营卫不和所致。湿热内蕴，运化失常，则不欲食。若勉强进食，反助湿热上冲，故食即头眩，心胸不安。湿热内蕴，郁蒸肌肤，久而发为黄疸。治用茵陈蒿汤清泄湿热。本方须先煮茵陈，大黄有凉血去瘀之功效，栀子可引热从小便而出。方后注中小便当利，尿呈皂角汁状，色正赤，一宿腹减等不可忽视。

酒黄疸，心中懊憹，或热痛，栀子大黄汤主之。（15）国西

栀子大黄汤方

栀子十四枚　**大黄**一两　**枳实**五枚　**豉**一升

上四味，以水六升，煮取二升，分温三服。

【知识要点】原文论述热邪偏盛之酒疸的证治。酒毒可致湿热蓄积，上蒸于心胸则心中郁闷烦乱或热痛。治用栀子大黄汤清心除烦。热象偏盛为本条辨证要点。

诸病黄家，但利其小便；假令脉浮，当以汗解之，宜桂枝加黄芪汤主之。方见水气中（16）国西

【知识要点】原文论湿热黄疸的基本治则及黄疸兼表虚证的证治。黄疸病多因湿热内蕴，气化失职，小便不利，使湿热无从排泄所致，故通利小便是黄疸的基本治则。若

身发黄而兼发热恶寒，脉浮自汗等表虚证者，治当用固表除湿，调和营卫之法，宜选桂枝加黄芪汤。注意，利小便是治疗黄疸病的重要治则。

黄疸病，茵陈五苓散主之。一本云茵陈蒿汤及五苓散并主之。（**18**）执

茵陈五苓散方

茵陈蒿末十分　　**五苓散**五分

上二物和，先食饮方寸匕，日三服。

【知识要点】原文论述黄疸病湿重于热的证治。以方测证，茵陈蒿清利湿热，五苓散化气行水，故本方适用于湿偏重而热不甚的黄疸病。

黄疸腹满，小便不利而赤，自汗出，此为表和里实，当下之，宜大黄硝石汤。（**19**）国西

大黄硝石汤方

大黄　黄柏　硝石各四两　　**栀子**十五枚

上四味，以水六升，煮取二升，去滓，内硝，更煮取一升，顿服。

【知识要点】原文论黄疸病热盛里实证的证治。黄疸腹满，为邪热传里，里热成实；小便不利而赤，是湿郁化热，膀胱气化不利；自汗出，是里热熏蒸的表现。故治疗用攻下法，通腑泄热，用大黄硝石汤。"表和里实"即点明病机。

惊悸吐衄下血胸满瘀血病脉证治

病人胸满，唇痿舌青，口燥，但欲漱水不欲咽，无寒热，脉微大来迟，腹不满，其人言我满，为有瘀血。（**10**）国西

【知识要点】原文论瘀血的脉症。瘀血阻滞，气机痞塞，故胸部满闷；瘀血内阻，新血不生，血不外荣，故唇痿舌青；血瘀津液不布，不能上濡，故口燥，而只欲漱水不欲咽；此非外感为患，故无寒热之表征。脉微大来迟，是谓脉往来涩滞迟缓之象。由于瘀血内结，影响气机使其运行不畅，而非宿食、水饮留于肠胃，所以患者自觉腹部胀满，而察其外形并无胀满之征。唇痿舌青和但欲漱水不欲咽，是辨别瘀血的重要指征。

心下悸者，半夏麻黄丸主之。（**13**）国西

半夏麻黄丸方

半夏　麻黄等分

上二味，末之，炼蜜和丸，小豆大，饮服三丸，日三服。

【知识要点】原文论水饮致悸的治法。水停胃脘，郁遏胃阳，故心下悸动。治用半夏麻黄丸以通阳蠲饮，降逆定悸。

吐血不止者，柏叶汤主之。（**14**）国西

柏叶汤方

柏叶　干姜各三两　艾三把

上三味，以水五升，取马通汁一升，合煮取一升，分温再服。

【知识要点】原文论虚寒吐血的证治。吐血日久不止，如为中气虚寒，血不归经所致，治以柏叶汤。方中以侧柏叶清降止血；干姜、艾叶、马通汁温中止血。注意与实热证鉴别。

下血，先便后血，此远血也，黄土汤主之。（15）执国西

黄土汤方亦主吐血、衄血。

甘草　干地黄　白术　附子炮　阿胶　黄芩各三两　灶中黄土半斤

上七味，以水八升，煮取三升，分温二服。

【知识要点】原文论虚寒便血的证治。先见大便，便后出血，出血部位距肛门较远，故称为远血。病由中焦虚寒，脾失统摄而血渗于下所致。治用温脾而摄血的黄土汤。注意，方中黄芩为反佐。

下血，先血后便，此近血也，赤小豆当归散主之。方见狐惑中（16）执国西

【知识要点】原文论湿热便血的证治。便血在先，大便在后，出血部位距肛门较近，故称为近血。其病机多因湿热蕴结大肠，灼伤阴络，迫血下行所致。治宜赤小豆当归散清热利湿，活血止血。本方亦可治疗狐惑病。

心气不足，吐血，衄血，泻心汤主之。（17）西

泻心汤方亦治霍乱。

大黄二两　黄连　黄芩各一两

上三味，以水三升，煮取一升，顿服之。

【知识要点】原文论述由热盛而致吐血衄血的证治。心火亢盛可扰乱心神并迫血妄行，故见心烦不安、吐血、衄血。治以泻心汤清热泻火而止血。注意本方与《伤寒论》大黄黄连泻心汤的煎服法不同。有版本亦写作"心气不定"。

呕吐哕下利病脉证治

趺阳脉浮而涩，浮则为虚，涩则伤脾，脾伤则不磨，朝食暮吐，暮食朝吐，宿谷不化，名曰胃反。脉紧而涩，其病难治。（5）西

【知识要点】原文论述胃反的脉症。趺阳脉浮提示其虚在脾胃，胃气上逆，则出现胃反之病。其主症为呕吐。涩脉提示津液化生无源，紧脉主寒，病势沉重者预后不佳。呕吐的特征是朝食暮吐，暮食朝吐，宿谷不化。

呕而肠鸣，心下痞者，半夏泻心汤主之。（10）执

【知识要点】原文论寒热互结中焦，气机升降失常呕吐的证治。寒热互结中焦，脾胃升降失司，中焦气结则心下痞，胃不降则呕，脾不升而泄泻。半夏泻心汤能开结除痞，和胃降逆，有辛开苦降，调和胃肠之效。本方须去滓再煎。注意结合《伤寒论》中相关条文学习。

诸呕吐，谷不得下者，小半夏汤主之。方见痰饮中（**12**）国西
小半夏汤方
半夏一升　生姜半斤
上二味，以水七升，煮取一升半，分温再服。

【知识要点】原文论述寒饮停胃而呕吐的证治。谷不得下是言其病势较剧，得食则呕之意。小半夏汤由半夏与生姜两味药组成，功能发散饮邪，和胃降逆。

胃反呕吐者，大半夏汤主之。《千金》云：治胃反不受食，食入即吐。《外台》云：治呕，心下痞硬者。（**16**）国西
大半夏汤方
半夏二升，洗完用　人参三两　白蜜一升
上三味，以水一斗二升，和蜜扬之二百四十遍，煮药取二升半，温服一升，余分再服。

【知识要点】原文论述胃反的证治。胃反呕吐以朝食暮吐，暮食朝吐，宿谷不化为主症和特征。治用大半夏汤以温养胃气，降逆润燥。注意大半夏汤证与小半夏汤证的鉴别。

食已即吐者，大黄甘草汤主之。《外台》方，又治吐水。（**17**）国西
大黄甘草汤方
大黄四两　甘草一两
上二味，以水三升，煮取一升，分温再服。

【知识要点】原文论胃肠实热呕吐的证治。食已即吐，是食入于胃，旋即吐出，乃因胃肠积热，食入反助其热，热壅气逆所致。治当用大黄甘草汤以荡热和胃，方中须重用大黄以釜底抽薪。其辨证要点是不食不吐，食已即吐。

干呕，吐逆，吐涎沫，半夏干姜散主之。（**20**）国西
半夏干姜散方
半夏　干姜各等分
上二味，杵为散，取方寸匕，浆水一升半，煎取七合，顿服之。

【知识要点】原文论述中阳不足，寒饮停胃而呕吐的证治。中焦虚寒，饮邪停留，胃气上逆，则干呕、吐逆、吐涎沫。治用温中助阳，降逆化饮，和胃止呕的半夏干姜

散。服用本方需要浆水且要顿服。注意半夏干姜散证与小半夏汤证的鉴别。

病人胸中似喘不喘，似呕不呕，似哕不哕，彻心中愦愦然无奈者，生姜半夏汤主之。（21）国西

生姜半夏汤方

半夏半斤　生姜汁一升

上二味，以水三升，煮半夏取二升，内生姜汁，煮取一升半，小冷，分四服，日三夜一服。止，停后服。

【知识要点】原文论述寒饮搏结于胸胃的证治。寒饮停留胸胃，正邪相争，气机逆乱，肺气不利则似喘不喘，胃气不降则似呕不呕、似哕不哕，气不得出则胸中烦闷，无可奈何。治用生姜半夏汤散寒饮，畅气机。注意本方的服法，及其与小半夏汤证、半夏干姜散证的区别。

哕逆者，橘皮竹茹汤主之。（23）执国

橘皮竹茹汤方

橘皮二升　竹茹二升　大枣三十枚　生姜半斤　甘草五两　人参一两

上六味，以水一斗，煮取三升，温服一升，日三服。

【知识要点】原文论气虚夹热，胃气上逆的哕逆证治。哕逆即呃逆，以方测证，橘皮竹茹汤的功效为补气清热，和胃降逆，故所治哕逆应属气虚夹热证。注意方中大枣的用量。

疮痈肠痈浸淫病脉证并治

肠痈之为病，其身甲错，腹皮急，按之濡，如肿状，腹无积聚，身无热，脉数，此为肠内有痈脓，薏苡附子败酱散主之。（3）国西

薏苡附子败酱散方

薏苡仁十分　附子二分　败酱五分

上三味，杵为末，取方寸匕，以水二升，煎减半，顿服小便当下。

【知识要点】原文论述肠痈脓已成的辨治。热入营血，耗伤精血，肌肤失养而干燥粗糙。痈脓内结，气血郁滞，故腹部皮肤紧张隆起，但按之则濡软，与积聚不同。化脓部位局限，故全身不发热。内有郁热，正气耗损，故脉数而无力。此时当用薏苡附子败酱散。方中轻用附子是其特点，且须顿服，小便当下不可忽略。

肠痈者，少腹肿痞，按之即痛如淋，小便自调，时时发热，自汗出，复恶寒。其脉迟紧者，脓未成，可下之，当有血。脉洪数者，脓已成，不可下也。大黄牡丹汤主之。（4）国西

大黄牡丹汤方

大黄四两　牡丹一两　桃仁五十个　瓜子半升　芒硝三合

上五味，以水六升，煮取一升，去滓，内芒硝，再煎沸，顿服之，有脓当下；如无脓，当下血。

【知识要点】原文论述肠痈未成脓的辨治。热毒内聚，气血阻滞，经脉不通则少腹肿痞拘急，按之则疼痛剧烈故拒按。病位在肠而不在膀胱，故小便正常，与淋病有别。正邪相争，故时时发热，恶寒，自汗出。脉沉紧有力显示热伏血瘀，正气尚未大伤，肠痈尚未完全成脓。此时应急攻通腑，逐瘀荡热，消肿排脓，方用大黄牡丹汤。若延至肠痈后期，脉见洪数，则提示痈脓已经成熟，即当慎用攻下。脉象对诊断肠痈脓成与否有重要意义，注意与薏苡附子败酱散证鉴别。

妇人妊娠病脉证并治

妇人宿有癥病，经断未及三月，而得漏下不止，胎动在脐上者，为癥痼害。妊娠六月动者，前三月经水利时，胎也。下血者，后断三月，衃也。所以血不止者，其癥不去故也，当下其癥，桂枝茯苓丸主之。（2）执国西

桂枝茯苓丸方

桂枝　茯苓　牡丹去心　桃仁去皮尖，熬　芍药各等分

上五味，末之，炼蜜和丸，如兔屎大，每日食前服一丸。不知，加至三丸。

【知识要点】原文论癥病与妊娠的鉴别，以及癥病的证治。如果受孕之前月经正常，受孕后胞宫按月逐渐胀大，按之柔软不痛，经停六月自觉有胎动者，此为妊娠。若妇人素有癥积之病，受孕前三个月经水失常，而后停经不行，胞宫也非按月增大，按之疼痛，又见漏下少量紫黑色血不止，并觉脐上似胎动（一般有跳动感），此乃瘀积所致。只有去其宿癥，才能使瘀去漏止，治用桂枝茯苓丸祛瘀化癥，方中茯苓体现了"血不利则为水"的思想。本方水血并治，炼蜜为丸，从小量开始服，有渐消缓散，化瘀消癥而不伤正之意。

师曰：妇人有漏下者，有半产后因续下血都不绝者，有妊娠下血者。假令妊娠腹中痛，为胞阻，胶艾汤主之。（4）国西

芎归胶艾汤方一方加干姜一两，胡氏治妇人胞动，无干姜。

芎䓖　阿胶　甘草各二两　艾叶　当归各三两　芍药四两　干地黄四两

上七味，以水五升，清酒三升，合煮，取三升，去滓，内胶，令消尽，温服一升，日三服。不差，更作。

【知识要点】原文论妇人三种下血的证治。妇人下血常见三种病情：一为经水淋沥不断的漏下；二为小产后的持续下血不止；三为妊娠胞阻的下血。其病机均是冲任脉虚，阴血不能内守。妊娠下血，腹中痛，血不养胎，阻碍其正常发育称为"胞阻"。治

宜调补冲任，固经养血，故用胶艾汤。本方须用酒水合煎。

妇人怀妊，腹中疠痛，当归芍药散主之。（5）国西

当归芍药散方

当归三两　芍药一斤　茯苓四两　白术四两　泽泻半斤　芎䓖半斤，一作三两

上六味，杵为散，取方寸匕，酒和，日三服。

【知识要点】原文论肝脾不和妊娠腹痛的证治。妊娠期间阴血以养胎，现妊娠腹中作痛是由肝脾失调、气血郁滞、水湿停蓄所致。肝虚气郁则血滞，脾虚气弱则湿胜。治当养血疏肝，健脾利湿，方用当归芍药散。方中重用芍药，水血并调为其特色。

妊娠呕吐不止，干姜人参半夏丸主之。（6）国西

干姜人参半夏丸方

干姜　人参各一两　半夏二两

上三味，末之，以生姜汁糊为丸，如梧子大，饮服十丸，日三服。

【知识要点】原文论述胃虚寒饮所致妊娠恶阻的证治。呕吐不止，为妊娠反应较重，并且持续时间长，病机是脾胃虚弱，寒饮内停，浊气上逆，用干姜人参半夏丸治疗。注意，妊娠期间用有毒的半夏止呕有"有故无殒"之意。

妊娠小便难，饮食如故，当归贝母苦参丸主之。（7）国西

当归贝母苦参丸方男子加滑石半两。

当归　贝母　苦参各四两

上三味，末之，炼蜜丸如小豆大，饮服三丸，加至十丸。

【知识要点】原文论妊娠血虚热郁小便难的证治。妊娠小便难又称子淋。妊娠但见小便难而饮食如常，可知其病在下焦。怀孕之后，血虚有热，膀胱津液不足，故致小便难而不爽。治以当归贝母苦参丸。注意方中贝母可通调肺气以助通便。

妇人妊娠，宜常服当归散主之。（9）国

当归散方

当归　黄芩　芍药　芎䓖各一斤　白术半斤

上五味，杵为散，酒饮服方寸匕，日再服。妊娠常服即易产，胎无苦疾。产后百病悉主之。

【知识要点】原文论述血虚湿热胎动不安的证治。妊娠之后，因耗血多而肝血虚，容易生内热；脾失健运而易生湿邪。血虚湿热留聚，最易影响胎儿，而导致胎动不安。故用养血健脾、清化湿热的当归散治疗。后世将白术、黄芩视为安胎圣药，其源概出于此。注意本方偏重于治血。

妇人产后病脉证治

问曰：新产妇人有三病，一者病痉，二者病郁冒，三者大便难，何谓也？师曰：新产血虚，多汗出，喜中风，故令病痉；亡血复汗，寒多，故令郁冒；亡津液，胃燥，故大便难。（1）国

【知识要点】原文论产后三病。痉病，是由于产后失血、多汗，津血耗伤，同时因产后气血两虚，腠理不固，复感风邪，损伤阴液，使筋脉失于濡养而挛急所致。郁冒，是由于产后亡血，多汗，津血亏虚，复感寒邪，郁闭体表，阳气不能外达，冲击上逆所致。大便难，是由于产后失血，多汗，津血重伤，肠道失于濡润，传导失司而致。

产后腹中㽲痛，当归生姜羊肉汤主之；并治腹中寒疝，虚劳不足。（4）执国

【知识要点】原文论产后血虚里寒腹痛的证治。产后失血过多，寒邪乘虚入里，以致血虚寒凝，经脉失于温煦濡养而见腹痛。治用当归生姜羊肉汤以温中散寒，养血补虚。

产后腹痛，烦满不得卧，枳实芍药散主之。（5）国西
枳实芍药散方
枳实烧令黑，勿太过　　芍药等分
上二味，杵为散，服方寸匕，日三服，并主痈脓，以麦粥下之。

【知识要点】原文论产后气血郁滞腹痛的证治。产后腹痛可见烦满不得卧，当属里实证。产后恶露不净，血阻气滞，故腹痛腹满。因胀满与疼痛并见，病势较剧，故有烦而不能安卧。方用枳实芍药散以通行气血，并用安中和胃气的大麦粥来送服。枳实烧黑是使之入血分，行血中之气滞。

师曰：产妇腹痛，法当以枳实芍药散，假令不愈者，此为腹中有干血着脐下，宜下瘀血汤主之。亦主经水不利。（6）西
下瘀血汤方
大黄二两　桃仁二十枚　蟅虫二十枚，熬，去足
上三味，末之，炼蜜合为四丸，以酒一升，煎一丸，取八合，顿服之。新血下如豚肝。

【知识要点】原文论产后瘀血内结腹痛的证治。产后腹痛，若因恶露不净，气血郁滞所致，当以枳实芍药散行气和血，散瘀止痛。若不愈，说明瘀血偏重，当用破血逐瘀的下瘀血汤。干血着脐下为病机要点，攻下之血紫暗如豚肝，即瘀血下行的明证。

产后中风发热，面正赤，喘而头痛，竹叶汤主之。（9）执国

竹叶汤方

竹叶一把　葛根三两　防风　桔梗　桂枝　人参　甘草各一两　附子一枚,炮　大枣十五枚　生姜五两

上十味,以水一斗,煮取二升半,分温三服,温覆使汗出。颈项强,用大附子一枚,破之如豆大,煎药扬去沫。呕者,加半夏半升洗。

【知识要点】原文论产后中风兼阳虚的证治。产后气血亏虚,风邪外袭,营卫失和则见发热、头痛等表证;虚阳上浮则面正赤、气喘。其病机为产后之正虚邪实,治用竹叶汤扶正祛邪,表里同治。本条中的发热、面正赤注意要与实热相鉴别。

妇人乳中虚,烦乱呕逆,安中益气,竹皮大丸主之。(10)㊾

竹皮大丸方

生竹茹二分　石膏二分　桂枝一分　甘草七分　白薇一分

上五味,末之,枣肉和丸,弹子大,以饮服一丸,日三夜一服。有热者,倍白薇;烦喘者,加柏实一分。

【知识要点】原文论产后虚热烦呕的证治。妇人产后气血不足,复加育儿哺乳,阴血更虚。虚热上扰心神则烦乱;热邪犯胃,胃失和降则呕逆。故治以竹皮大丸清热降逆,安中益气。注意方中须重用甘草。

妇人杂病脉证并治

妇人咽中如有炙脔,半夏厚朴汤主之。(5)㊼㊺㊾

半夏厚朴汤方《千金》作胸满,心下坚,咽中帖帖,如有炙肉,吐之不出,吞之不下。

半夏一升　厚朴三两　茯苓四两　生姜五两　干苏叶二两

上五味,以水七升,煮取四升,分温四服,日三夜一服。

【知识要点】原文论述咽中痰凝气滞的证治。妇人多由七情郁结,气机不畅,气滞痰凝而导致自觉咽中如有异物感,咯之不出,吞之不下,但饮食吞咽无碍,后世俗称"梅核气"。治用半夏厚朴汤开结化痰,顺气降逆。咽中如有炙脔为本证辨证要点。

妇人脏躁,喜悲伤欲哭,象如神灵所作,数欠伸,甘麦大枣汤主之。(6)㊼㊺㊾

甘草小麦大枣汤方

甘草三两　小麦一升　大枣十枚

上三味,以水六升,煮取三升,温分三服。亦补脾气。

【知识要点】原文论脏躁的证治。脏躁乃因情志不舒或思虑过多,导致出现无故悲伤欲哭,频作欠伸等症。治用甘麦大枣汤补益心脾,宁心安神。

妇人之病,因虚、积冷、结气,为诸经水断绝,至有历年,血寒积结,胞门寒伤,经络凝坚。(8上)㊾

【知识要点】原文论妇人杂病的病因。妇人杂病的病因主要是虚、积冷、结气三个方面，即指气血亏少、寒冷瘀积和气机郁结，而以上原因皆能造成月经异常。若寒冷久积而使胞宫受伤，致气血凝滞，经络瘀凝不通，可引起经水断绝的病变。

问曰：妇人年五十所，病下利数十日不止，暮即发热，少腹里急，腹满，手掌烦热，唇口干燥，何也？师曰：此病属带下。何以故？曾经半产，瘀血在少腹不去。何以知之？其证唇口干燥，故知之，当以温经汤主之。（9）㊀㊁㊂

温经汤方

吴茱萸三两　当归　芎䓖　芍药各二两　人参　桂枝　阿胶　牡丹去心　生姜　甘草各二两　半夏半升　麦门冬一升，去心

上十二味，以水一斗，煮取三升，分温三服。亦主妇人少腹寒，久不受胎，兼取崩中去血，或月水来过多，及至期不来。

【知识要点】原文论述冲任虚寒兼有瘀血所致崩漏的证治。妇人五十岁左右，理应绝经，今反下血数十日不止，此属崩漏之疾。病由冲任虚寒，曾经小产，瘀血停留于少腹所致。瘀血滞留少腹，则腹满里急。漏下不止，阴血耗损，以致阴虚生内热，故暮即发热、手掌烦热。瘀血不去则新血不生，津血俱亏，故见唇口干燥。治当用温经散寒，活血祛瘀，兼以养阴清热的温经汤。须注意原文对瘀血的诊断要点。

妇人少腹满如敦状，小便微难而不渴，生后者，此为水与血并结在血室也，大黄甘遂汤主之。（13）㊁㊂

大黄甘遂汤方

大黄四两　甘遂二两　阿胶二两

上三味，以水三升，煮取一升，顿服之，其血当下。

【知识要点】原文论妇人水与血结于血室的证治。妇人少腹满，其形上下稍锐，中部肥大，小便难而不渴，而且发生在产后，所以诊断为水与血俱结在血室。当水血兼攻，破血逐水，治用大黄甘遂汤。水与血并结在血室也，点明了其病机所在。

妇人腹中诸疾痛，当归芍药散主之。（17）㊀

【知识要点】原文论妇人肝脾失调所致腹痛的证治。妇人若因肝血虚而气血失调，脾虚失运而湿邪阻滞，出现腹痛时当治用当归芍药散。

温病学篇 ▷▷▷▷

《温热论》

温邪上受，首先犯肺，逆传心包。肺主气属卫，心主血属营，辨营卫气血虽与伤寒同，若论治法则与伤寒大异也。（1）执 国 西

【知识要点】原文论温病发生发展的一般规律，以及温病与伤寒辨治的区别。温病因温邪从口鼻而入，首先犯肺而出现肺卫表证。若邪不外解，由肺卫而直接内陷心包，病情在短期内急剧转化，病重势危，即为"逆传"。心肺同居上焦，肺主一身之气，与卫气相通；心主一身之血，营气通于心。在温病的发病过程中，肺与心包的病变必然影响到卫气营血，出现不同证候。邪在肺卫者，病情轻浅；传气则病情较重；逆传心包及病在营分者病情更重；深入到血分者则病情最为深重。伤寒与温病同属外感热病，其发生发展及传变顺序均符合由表入里、由浅入深的一般规律，均有人体卫气营血功能的失调和实质的损害。所不同者，温病为温邪上受所致，伤寒为感受风寒而成，两者病因性质完全不同，形成的症候不同，故治疗方法有异。须注意温病病因、感邪途径、发病部位、传变趋势、寒温之别，尤其是对"上受""逆传心包""同""大异"的认识。

盖伤寒之邪留恋在表，然后化热入里，温邪则热变最速。未传心包，邪尚在肺，肺主气，其合皮毛，故云在表。在表初用辛凉轻剂。挟风则加入薄荷、牛蒡之属，挟湿加芦根、滑石之流。或透风于热外，或渗湿于热下，不与热相搏，势必孤矣。（2）执 国 西

【知识要点】原文论温病与伤寒传变的区别，温邪在表及夹风、夹湿的治疗。伤寒初起寒邪束表而呈现表寒证，必待寒郁化热后逐渐内传阳明才成里热证候，邪恋在表，化热传变的过程相对较长。温病初起温邪袭表而见肺卫表热证，热邪枭张，传变迅速，每易内传入里，或逆传心包，或内陷营血而致病情骤然加剧。温邪从口鼻而入，初起多有肺卫分过程，邪热未传心包而尚在肺卫，病仍在表。温邪在表，治宜辛凉宣透，轻清疏泄，用辛凉轻剂以宣透肺卫邪热。温邪易兼夹风邪或湿邪为患，治疗夹风邪者，在辛凉轻剂中可加入薄荷、牛蒡等辛凉散风之品，使风邪从外透，则热邪易随之而解。治疗夹湿邪者，在辛凉轻剂中加入芦根、滑石等甘淡渗湿之品，使湿邪从下泄，不与热邪结合，则表热势孤，自易外解。须注意寒温传变速度之别，温邪在表的治疗及夹风邪、夹

湿邪的用药特点，尤其是对"辛凉轻剂""透风于热外""渗湿于热下"的理解。

不尔，风挟温热而燥生，清窍必干，谓水主之气不能上荣，两阳相劫也。湿与温合，蒸郁而蒙蔽于上，清窍为之壅塞，浊邪害清也。其病有类伤寒，其验之之法，伤寒多有变症，温热虽久，在一经不移，以此为辨。（3）㊀㊄

【知识要点】原文论温热邪气夹风邪、夹湿邪的致病特点，以及温热夹湿邪与伤寒的鉴别要点。风邪与温热邪气均属阳邪，两阳相合，风火交炽，耗伤津液，无津上荣，出现口鼻咽等头面清窍干燥之象。湿邪为重浊阴邪，与热邪相合，交蒸蒙蔽于上，阻遏清阳，必然出现耳聋、鼻塞、头目昏胀，甚或神识昏蒙等清窍壅塞的见症，此即"浊邪害清"。温热夹湿邪之临床表现初起与伤寒类似，然其传变各有特点。伤寒初起邪气留恋在表，然后化热入里，传入少阳、阳明，或传入三阴。湿性黏滞，易困脾胃，温热夹湿邪，病程中湿热缠绵交蒸于中焦，流连气分不解的时间较长，相对而言传变慢，变化少，故"在一经不移"。须注意温热夹风邪、湿邪的证候特点，以及对"水主之气""两阳相劫""浊邪害清"的理解。

前言辛凉散风，甘淡驱湿，若病仍不解，是渐欲入营也。营分受热，则血液受劫，心神不安，夜甚无寐，或斑点隐隐，即撤去气药。如从风热陷入者，用犀角、竹叶之属；如从湿热陷入者，犀角、花露之品，参入凉血清热方中。若加烦躁、大便不通，金汁亦可加入，老年或平素有寒者，以人中黄代之，急急透斑为要。（4）㊀㊁㊄

【知识要点】原文论温病邪入营分的证治。温邪在肺卫，夹风邪者应辛凉散风，夹湿邪者应甘淡驱湿，若病仍不解，则是邪热已渐渐传入营分。心主血属营，热入营分，必耗伤营血，营热扰心则心神不安，夜甚无寐。营热窜入血络则斑点隐隐。营分之治，应先撤去卫分、气分用药，着重于清营泄热，透热转气。营分热盛，以犀角为主药。如属风热陷入营分者，加竹叶之类透泄热邪；如属湿热化燥陷入营分者，加花露之类清泄、芳化气分的余湿；若其症见烦躁不安，大便不通，则为热毒锢结于内，当加入金汁以清火解毒，但因其性极寒凉，老年阳气不足或素体虚寒者当慎用，可用人中黄代之；邪热入营而见斑点隐隐者，病虽深入，但邪热仍有外泄之势，故治疗总以泄热外达为急务，即所谓"急急透斑为要"。透斑之法，指的是运用清热解毒、凉营透邪的治法，使邪热得以随发斑而外透。须注意邪入营分的病机、症状、治疗，尤其是用药特点和对"透斑"的认识。

若斑出热不解者，胃津亡也，主以甘寒，重则如玉女煎，轻则如梨皮、蔗浆之类。或其人肾水素亏，虽未及下焦，先自彷徨矣，必验之于舌。如甘寒之中加入咸寒，务在先安未受邪之地，恐其陷入易易耳。（5）㊀㊄

【知识要点】原文论斑出而热不解的证治。温病发斑为阳明热毒内迫营血有外透之机的表现。在发斑之后，热势应逐渐下降。若发斑而热不解者，则为邪热消耗胃津，致津伤不能济火，水亏火旺而热势燎原，治疗宜用甘寒之剂以清热生津。热盛伤津较重者，可用玉女煎之类清气凉营，泄热生津；轻者用梨皮、蔗浆之类的甘寒之品滋养胃津。若患者素有肾水不足，邪热最易乘虚深入下焦而劫烁肾阴。因此，若见舌质干绛甚则枯萎，虽未见到明显肾阴被灼的症状，也应于甘寒之中加入咸寒之品而兼补肾阴，使肾阴得充则邪热不易下陷，此即"先安未受邪之地"，以达未病先防之作用。注意对斑出热不解的认识和治疗。

若其邪始终在气分流连者，可冀其战汗透邪，法宜益胃，令邪与汗并，热达腠开，邪从汗出。解后胃气空虚，当肤冷一昼夜，待气还自温暖如常矣。盖战汗而解，邪退正虚，阳从汗泄，故渐肤冷，未必即成脱证。此时宜令病者，安舒静卧，以养阳气来复，旁人切勿惊惶，频频呼唤，扰其元神，使其烦躁。但诊其脉，若虚软和缓，虽倦卧不语，汗出肤冷，却非脱证；若脉急疾，躁扰不卧，肤冷汗出，便为气脱之证矣。更有邪盛正虚，不能一战而解，停一二日再战汗而愈者，不可不知。（6）执 国 西

【知识要点】原文论述温邪流连气分的治法，战汗的形成机理、临床特点、护理措施、预后及其与脱证的鉴别。温邪流连于气分，说明邪虽未去而正气尚未虚衰，可通过"益胃"之法，宣通气机，补足津液，借战汗来透达邪热以从外而解。此时战汗是正气驱邪外出之象。战汗而解者，脉静身凉，倦卧不语，这是大汗之后，胃中水谷之气亏乏，卫阳外泄，肌肤一时失却温养所致的短暂现象，虽"肤冷一昼夜"，一俟阳气恢复，肌肤即可温暖如常。此时，应保持环境安静，让患者安舒静卧，以养阳气来复，切不可见其倦卧不语，误为"脱证"，惊慌失措，频频呼唤，扰其元神，反不利机体恢复。战汗而解与脱证的鉴别应注意脉象及神态表现。脉象虚软和缓、神静安卧的，为正虚邪退的表现，虽然汗出肤冷，但非脱证；反之，若战汗后脉象急疾，神情躁扰，肤冷汗出者，为正气外脱，邪热内陷的危象。临床上还可见一次战汗后病邪不能尽解，须一二日后再次战汗而痊愈的情况，其原因主要是邪盛而正气相对不足，一次战汗难以驱逐全部病邪，往往须停一二日，待正气渐复后再作战汗而获愈。须注意战汗后的三个转归和对"益胃"的理解。

再论气病有不传血分，而邪留三焦，亦如伤寒中少阳病也。彼则和解表里之半，此则分消上下之势，随证变法，如近时杏、朴、苓等类，或如温胆汤之走泄。因其仍在气分，犹可望其战汗之门户，转疟之机括。（7）执 西

【知识要点】原文论邪留三焦的治疗和转归。温邪久羁气分，既不外解，亦不内传，往往留于三焦。三焦属少阳，主气机升降出入及通行水道。病邪羁留则气机郁滞，而水道不利，以致温邪夹痰湿内停。邪留三焦与伤寒少阳病均属半表半里证，但伤寒为邪郁于足少阳胆经，枢机不利，症见寒热往来、口苦、咽干、目眩等，治宜小柴胡汤和解表里。邪留三焦为邪阻上、中、下三焦气机，水道不利，见寒热起伏、胸满腹胀、溲短、苔腻等症，治宜分消走泄，宣通三焦，用杏仁、厚朴、茯苓或者温胆汤。邪留三焦应"随证变法"，辨别热与湿的轻重，邪滞上、中、下焦的程度，为选方用药提供依据。邪留三焦之证，病变亦在气分，如能依法施治，气机宣化则能通过战汗而解，或者转化为疟状。须注意邪留三焦与伤寒少阳病的治疗异同，尤其是对"和解表里之半""分消上下之势""随证变法"的理解。

大凡看法，卫之后方言气，营之后方言血。在卫汗之可也，到气才可清气，入营犹可透热转气，如犀角、玄参、羚羊角等物，入血就恐耗血动血，直须凉血散血，如生地、丹皮、阿胶、赤芍等物。否则前后不循缓急之法，虑其动手便错，反致慌张矣。（8）执国西

【知识要点】原文论述卫气营血病机的深浅层次及卫气营血证候的治疗原则。一般而言，温病初起邪多在卫分，病情轻浅，继之传气分而病情加重，进而深入到营分病情更重，最后邪陷血分病情最为深重。卫气分病变以功能失调为主，营血分病变以实质损害为主。邪在卫分主以汗法，即治以辛凉透汗，使邪从外解，用药上既忌辛温，又忌过用寒凉。邪入气分为表邪已解，里热已炽，故治疗应予辛寒清气之品透热外达，但忌早用苦寒沉降之品，以免遏邪内闭而致病情加重。邪热入营，仍应立足透邪外达，治宜清营泄热、滋养营阴，并佐以轻清透泄之品，使营分邪热透转出到气分而解。药如犀角、玄参、羚羊角等清营分热之药，再配合金银花、连翘、竹叶等品以达透热转气之目的。一旦热入血分，就恐有"耗血动血"之变，耗血指耗伤血液，动血指血溢脉外而出现的出血及血瘀见症。针对血分证所具有的热盛迫血，耗血动血，热瘀交结的病机特点，治用"凉血散血"之法，该法具有清、养、散的作用。清，指清热凉血，药如犀角、牡丹皮等；养，指滋养阴血，药用生地黄、阿胶等；散，指消散瘀血，药如牡丹皮、赤芍等。辨清卫气营血的前后顺序、证候病机及轻重缓急等，是确立治疗大法并进而选方用药的依据。须注意卫气营血四个阶段的治疗大法及用药，尤其是对"汗之""清气""透热转气""耗血动血""凉血散血"的认识。

且吾吴湿邪害人最广，如面色白者，须要顾其阳气，湿胜则阳微也，法应清凉，然到十分之六七，即不可过于寒凉，恐成功反弃，何以故耶？湿热一去，阳亦衰微也；面色苍者，须要顾其津液，清凉到十分之六七，往往热减身寒者，不可就云虚寒，而投补剂，恐炉烟虽熄，灰中有火也，须细察精详，方少少与之，慎不可直率而往也。又有酒客里湿素盛，外邪入里，里湿为合。在阳旺之躯，胃湿恒多；在阴盛之体，脾湿亦不少，然其化热则一。热病救阴犹易，通阳最难。救阴不在血，而在津与汗；通阳不在温，而在利小便，然较之杂证，则有不同也。（9）执国西

【知识要点】原文论述湿邪为病的证治。湿邪致病具有地域性。湿为阴邪，易损阳气，凡面色白而无华者，多属素体阳气不足，如再感湿邪更伤阳气，可致湿胜而阳微。治疗应顾护阳气。即使湿邪逐渐化热，需用清凉，也只能用至十分之六七，唯恐造成湿热虽去而阳气衰亡的恶果。凡面色苍而形体消瘦者，多属阴虚火旺，再感湿热病邪，易使湿从燥化而更伤阴液，治疗应顾护阴液，用清凉之剂到十分之六七，患者热退身凉后，切不可误认为是虚寒证而骤用温补之品，以免余邪未尽，炉灰复燃。湿邪伤人有"外邪入里，里湿为合"的特点，里湿多由脾胃失健自内而生。凡嗜好饮酒之人，大多

里湿素盛，一旦再感外湿，则必内外相合而为病。湿热病邪致病以脾胃为病变中心。阳旺之人，湿邪易从热化而归阳明，见热重于湿之候。阴盛之体，邪多从湿化，留恋太阴，多见湿重于热之候。然湿邪逐渐化热化燥，是其病机发展的共同趋势。温热最易伤阴，治疗总以清热滋阴为基本原则，药用寒凉或甘凉之品，正合热者寒之、燥者润之之意，属正治法，容易掌握，故言救阴犹易。而湿热易阻滞气机，困遏阳气，治疗既要分解湿热，又要宣通气机，才能达到通阳之目的。除湿之品多芳香苦燥而助热，清热之药多苦寒凉遏而碍湿；宣通之药亦具有温燥之性而易助热，因而临床上掌握好清热、祛湿、宣通三者之间药物的合理配伍较难，故通阳最难。但须明确温病治疗中救阴、通阳的意义与杂病不同。温病救阴的目的并不在于滋补阴血，而是在于生津养液与防汗泄损耗津液过多。温病通阳的目的并不在运用温药温补阳气，而在于化气利湿通利小便，因气机宣通，水道通调则湿邪可从小便而去。须注意三种体质湿邪为病的特点及温病的两大治法，尤其是对"胃湿""脾湿""救阴不在血""通阳不在温"的理解。

再论三焦不得从外解，必致成里结。里结于何？在阳明胃与肠也。亦须用下法，不可以气血之分，就不可下也。但伤寒邪热在里，劫烁津液，下之宜猛；此多湿邪内搏，下之宜轻。伤寒大便溏为邪已尽，不可再下；湿温病大便溏为邪未尽，必大便硬，慎不可再攻也，以粪燥为无湿矣。（10）执 国 西

【知识要点】原文论湿热里结于阳明的治法及与伤寒运用下法的区别。湿热之邪留滞三焦，经治疗仍不能外解者可形成湿热积滞胶结胃肠之证，表现为便溏不爽，色黄如酱，气味臭秽等，可伴见身热不退，腹胀满，苔黄腻或黄浊等症状，其治亦须用下法。伤寒阳明里结证以里热炽盛，燥屎内结为特征，下之宜猛，急下存阴。湿温病中里结于阳明多系湿热与积滞胶结肠腑，以便溏不爽为特点，下之宜轻且缓，可反复使用，祛除肠中湿热积滞。伤寒攻下后见大便溏软者为燥结已去，腑实已通，不可再下；湿热积滞胶结胃肠用"轻法频下"后见大便成形者为湿热积滞已尽，不可再攻。须注意湿热里结部位、与伤寒运用下法的区别及邪尽的标准，尤其是对"下之宜猛""下之宜轻"的理解。

再人之体，脘在腹上，其地位处于中，按之痛，或自痛，或痞胀，当用苦泄，以其入腹近也。必验之于舌：或黄或浊，可与小陷胸汤或泻心汤，随证治之；或白不燥，或黄白相兼，或灰白不渴，慎不可乱投苦泄。其中有外邪未解，里先结者，或邪郁未伸，或素属中冷者，虽有脘中痞闷，宜从开泄，宣通气滞，以达归于肺，如近俗之杏、蔻、橘、桔等，是轻苦微辛，具流动之品可耳。（11）国

【知识要点】原文论湿热痰浊内结于胃脘的证治及多种类型痞证的鉴别。胃脘居于上腹，位于中焦，若胃脘按之疼痛，或自痛，或痞满胀痛，当用苦泄法治疗，因其入腹已近，以通泄为顺。可依据舌苔变化鉴别脘痞疼痛的原因。舌苔黄浊者，为湿热痰浊互结之证，当用苦泄法。其中偏于痰热者，以小陷胸汤为主；偏于湿热者，以泻心汤为主。若舌苔白而不燥者，为痰湿阻于胸脘，尚未化热；若舌苔黄白相兼者，为邪热已入

里而表邪未解；若舌苔灰白且不渴者，为阴邪壅滞，阳气不化，或素禀中冷。后三证虽见胃脘痞胀，但非湿热痰浊互结，不可妄用苦泄，宜用开泄法，药如杏仁、白豆蔻、橘皮、桔梗之类。至于"宣通气滞，以达归于肺"，乃强调湿热互结胃脘，宣通气机的重要性。因肺主一身之气，肺气得宣，气机得畅，以除湿浊而痞闷自消。须注意多种类型痞证的鉴别，尤其是舌象和治法。

凡斑疹初见，须用纸撚照见胸背两胁。点大而在皮肤之上者为斑，或云头隐隐，或琐碎小粒者为疹，又宜见而不宜见多。按方书谓斑色红者属胃热，紫者热极，黑者胃烂，然亦必看外证所合，方可断之。（27）国

【知识要点】原文论斑和疹的区别及其诊断意义。斑疹初现以胸背及两胁最为多见，点大成片，平摊于皮肤之上者为斑；如云头隐隐，或呈琐碎小粒，高出于皮面者为疹。斑疹外发为营血分的邪热有外达之机，故"宜见"；如斑疹外发过多过密，表明营血分热盛毒深，故"不宜见多"。温病发斑为阳明热毒迫营血外溢肌肤所致，色红为胃热炽盛，色紫为邪毒深重，色黑则为热毒极盛而称"胃烂"。但仅凭斑色尚不全面，须结合脉证方可诊断。须注意斑和疹在形态上的区别，以及斑疹的诊断意义，尤其是斑色。

《湿热病篇》

湿热证，始恶寒，后但热不寒，汗出胸痞，舌白，口渴不引饮。（1）执国西

自注：此条乃湿热证之提纲也。湿热证属阳明太阴经者居多，中气实则病在阳明，中气虚则病在太阴。病在二经之表者，多兼少阳三焦，病在二经之里者，每兼厥阴风木。以少阳厥阴同司相火，阳明太阴湿热内郁，郁甚则少火皆成壮火，而表里上下充斥肆逆，故是证最易耳聋、干呕、发痉、发厥……始恶寒者，阳为湿遏而恶寒，终非若伤寒伤于表之恶寒……湿热之邪从表伤者十之一二，由口鼻入者十之八九。阳明为水谷之海，太阴为湿土之脏，故多阳明太阴受病。膜原者，外通肌肉，内近胃腑，即三焦之门户，实一身之半表半里也……太阴内伤，湿饮停聚，客邪再至，内外相引，故病湿热。此皆先有内伤，再感客邪，非由腑及脏之谓……

【知识要点】原文论湿热病辨证提纲，湿热病初起典型症状，在自注中分析湿热病发生发展规律。湿热之邪伤人，多从口鼻而入。湿热病初起见恶寒为湿困肌表，阳为湿遏，与伤寒之寒邪束表不同；后但热不寒为湿郁化热，渐传气分；汗出为湿热郁蒸；胸痞为湿困气滞；舌白即苔白，为湿邪内盛；口渴不引饮是因为湿邪内阻，津不上乘所致。湿热病以中焦脾胃为病变中心。素体中阳偏盛者，病位多在胃，表现为热重于湿；素体中阳不足者，病位多在脾，表现为湿重于热。湿热交蒸于中焦脾胃可传入少阳经，出现湿热困阻胆腑或三焦之候，导致干呕、耳聋等症；亦可传入厥阴经，出现湿浊蒙蔽心包证或肝经动风证，导致发痉、发厥。湿热病的发病特点是内外湿邪相引为患，属本虚标实。须注意湿热病的典型症状、兼见症状、病变部位、感邪途径、发病特点，尤其是中阳在湿热转化中的重要作用。

湿热证，恶寒无汗，身重头痛，湿在表分。宜藿香、香薷、羌活、苍术皮、薄荷、牛蒡子等味。头不痛者，去羌活。（2）执国西

自注：身重恶寒，湿遏卫阳之表证。头痛必挟风邪，故加羌活，不独胜湿，且以祛风。此条乃阴湿伤表之候。

【知识要点】原文论阴湿伤表的证治。"阴湿"是指尚未化热之湿邪。湿邪伤表，卫阳郁闭则见恶寒、无汗；湿着肌腠，气机阻遏则见身重、头痛。因湿邪尚未化热，病位在表，故治宜芳香辛散，宣化湿邪。药用辛温芳香之藿香、香薷，疏散寒湿，行气和中，外散表邪，内去秽浊，表里兼治；羌活、苍术祛风寒，又能除湿止痛，即"风能胜湿"之义；薄荷、牛蒡宣透表邪。羌活药性温燥，易于助热化燥，头不痛者，说明夹风邪之象不明显，故去之。须注意其症状、治疗用药及羌活的作用。

湿热证，恶寒发热，身重，关节疼痛，湿在肌肉，不为汗解。宜滑石、大豆黄卷、茯苓皮、苍术皮、藿香叶、鲜荷叶、白通草、桔梗等味。不恶寒者，去苍术皮。（3）执国西

自注：此条外候与上条同，惟汗出独异。更加关节疼痛，乃湿邪初犯阳明之表。而即清胃脘之热者，不欲湿邪之郁热上蒸，而欲湿邪之淡渗下走耳。此乃阳湿伤表之候。

【知识要点】原文论阳湿伤表的证治。"阳湿"指湿邪已化热。湿热蕴滞于肌表，热象较为明显。临床表现除湿邪留滞肌表之恶寒、身重、关节疼痛外，同时见发热、汗出，且病情不为汗出而解等湿中蕴热之症。治宜宣化湿邪的同时，配合泄热之品。以性味芳化辛散的藿香、苍术皮为主药，配合滑石、大豆黄卷、茯苓皮、通草、荷叶等渗湿泄热。若不恶寒，说明表邪已解，或湿邪化热，热象转甚，故不宜使用苍术。须注意其症状、治疗用药及去苍术的原因，尤其注意阳湿伤表与阴湿伤表的区别。

湿热证，寒热如疟，湿热阻遏膜原，宜柴胡、厚朴、槟榔、草果、藿香、苍术、半夏、干菖蒲、六一散等味。（8）执西

自注：疟由暑热内伏，秋凉外束而成。若夏月腠理大开，毛窍疏通，安得成疟？而寒热有定期，如疟证发者，以膜原为阳明之半表半里，热湿阻遏，则营卫气争，证虽如疟，不得与疟同治，故仿吴又可达原饮之例。盖一由外凉束，一由内湿阻也。

【知识要点】原文论湿热阻遏膜原证治。湿热邪气伏于膜原，见恶寒发热交替，或寒热起伏似疟状，并伴见脘腹痞闷，舌苔白腻，甚至满布垢浊而舌质红绛或紫绛等湿热秽浊郁闭之象。治疗模仿吴又可之达原饮以疏利透达膜原。柴胡可使少阳之邪透达；厚朴可苦温燥湿，下气宽中；草果可健脾燥湿，芳香辟秽；槟榔可疏利壅滞；半夏可和胃降逆；苍术可燥湿健脾；藿香、石菖蒲可芳香化浊；六一散可清利湿热。本方清热之力较弱而燥湿之性较强，用于寒甚热微之证较为适宜。须注意本证的症状和治疗用药，尤其是与达原饮的区别。

湿热证，数日后，脘中微闷，知饥不食，湿邪蒙绕三焦。宜藿香叶、薄荷叶、鲜荷叶、枇杷叶、佩兰叶、芦尖、冬瓜仁等味。（9） 执 国 西

自注： 此湿热已解，余邪蒙蔽清阳，胃气不舒。宜用极轻清之品，以宣上焦阳气。若投味重之剂，是与病情不相涉矣。

【知识要点】 原文论湿热病后期，余邪未除，胃气未醒的证治。湿邪蒙蔽清阳，胃气不舒，可见脘中微闷、知饥不食等症。治宜芳香轻宣，清泄湿热，醒脾舒胃的薛氏五叶芦根汤。切不可使用浓浊味厚质重之品，恐湿邪滞而不化，反生变证。须注意本证的症状和治疗用药，尤其是用药特点。

湿热证，初起发热，汗出胸痞，口渴舌白，湿伏中焦。宜藿梗、蔻仁、杏仁、枳壳、桔梗、郁金、苍术、厚朴、草果、半夏、干菖蒲、佩兰叶、六一散等味。（10） 执 西

自注： 浊邪上干则胸闷，胃液不升则口渴。病在中焦气分，故多开中焦气分之药。此条多有挟食者，其舌根见黄色，宜加瓜蒌、楂肉、莱菔子。

【知识要点】 原文论述湿热阻于中焦，湿重于热证治。湿重于热困阻中焦气分，临床可见虽发热汗出而热不除，胸痞，口渴但多渴不欲饮，舌苔白。治宜宣气化湿，药用杏仁、桔梗、枳壳轻宣肺气，苍术、厚朴、草果、半夏燥湿化浊，郁金、石菖蒲、藿梗、佩兰、豆蔻芳香化湿辟秽，六一散清利湿热。若见舌根黄腻、嗳腐吞酸、便溏不爽等湿热积滞胶结于胃肠的表现，宜加山楂、莱菔子、瓜蒌等消食导滞之品。须注意湿重于热困阻中焦气分的症状和治疗用药，尤其是宣湿、燥湿、化湿、利湿四法同用的用药特点。

湿热证，数日后自利，溺赤，口渴，湿流下焦。宜滑石、猪苓、茯苓、泽泻、萆薢、通草等味。（11） 国 西

自注： 下焦属阴，太阴所司。阴道虚故自利，化源滞则溺赤，脾不转津则口渴。总由太阴湿盛故也。湿滞下焦，故独以分利为治，然兼证口渴胸痞，须佐入桔梗、杏仁、大豆黄卷开泄中上，源清则流自洁，不可不知……

【知识要点】 原文论述湿流下焦，泌别失职的证治。湿热流注下焦，大肠传导失司，则下利；膀胱气化失司，泌别失职，则小便短赤；湿热困阻，津不上承，则口渴。治宜分利湿邪，以茯苓、猪苓、泽泻导水下行，通利小便；滑石利水通淋；萆薢分利湿浊；通草清热利水。佐以桔梗、杏仁、大豆黄卷有宣肺气，"源清则流自洁"之意。须注意本证的症状和治疗用药，尤其是在淡渗利湿的同时宣开肺气的用药特点。

湿热证，舌根白，舌尖红，湿渐化热，余湿犹滞。宜辛泄佐清热，如蔻仁、半夏、干菖蒲、大豆黄卷、连翘、绿豆衣、六一散等味。（13） 执 国 西

自注：此湿热参半之证。而燥湿之中，即佐清热者，亦所以存阳明之液也。上二条凭验舌以投剂，为临证时要诀，盖舌为心之外候，浊邪上熏心肺，舌苔因而转移。

【知识要点】原文论湿邪逐渐化热，但湿邪仍滞留的证治。舌根白，舌尖红，为湿邪逐渐化热，而热势尚不太甚，薛氏自注为"湿热参半"之证，实际上仍属湿重热轻之证。治宜清热与化湿并施，以半夏燥湿，豆蔻、石菖蒲芳香化湿，大豆黄卷、绿豆衣、连翘、六一散清热利湿。须注意本证的症状和治疗用药，尤其是"凭验舌以投剂，为临证时要诀"的理解。

湿热证，七八日，口不渴，声不出，与饮食亦不却，默默不语，神识昏迷，进辛香凉泄，芳香逐秽，俱不效。此邪入厥阴，主客浑受，宜仿吴又可三甲散，醉地鳖虫、醋炒鳖甲、土炒穿山甲、生僵蚕、柴胡、桃仁泥等味。（34）国

自注：暑热先伤阳分，然病久不解，必及于阴。阴阳两困，气钝血滞而暑湿不得外泄，遂深入厥阴，络脉凝瘀，使一阳不能萌动，生气有降无升，心主阻遏，灵气不通，所以神不清而昏迷默默也。破滞通瘀，斯络脉通而邪得解矣。

【知识要点】原文论湿热病后期气血凝滞，灵机失运的证治。湿热病后期络脉凝瘀，气血呆滞，灵机不运，可致神情呆钝，默默不语即主客浑受。治宜活血通络，散瘀破滞，用吴又可三甲散去龟甲之滋，牡蛎之涩，易以土鳖虫破瘀通滞，用桃仁引其入血分；鳖甲破积消瘀，用柴胡引之使阴中之邪外达；穿山甲搜风通络，用僵蚕引其入络，使络中痰瘀之邪消散而解。须注意本证的症状和治疗用药，尤其是对"三甲""主客浑受"的理解。

《温病条辨》

上焦篇

温病者，有风温、有温热、有温疫、有温毒、有暑温、有湿温、有秋燥、有冬温、有温疟。（1）执国西

【知识要点】原文论温病有九种。风温发生于初春之时，温热发生于春末夏初之时。前者初起热势较轻，以肺卫、表热为主；后者初起热势较盛。温疫是一种以引起流行，秽浊之气较甚为特征的温病。温毒是指除温热的见症外尚有热毒表现的温病。暑温为夏暑之时发生的以热盛为主要特征的温病。湿温则为长夏初秋时期所发生的一种湿热性温病。秋燥为秋季感受燥气而致的温病。冬温为冬季感受温热之气而发生的温病。温疟为夏伤于暑，阴伤而阳热亢盛的一种疟疾。

凡病温者，始于上焦，在手太阴。（2）国西

【知识要点】原文论温病的发病部位及受邪途径。温邪由口鼻而入，伤及肺系；温邪性属火热故克肺金；温邪为阳邪，最善发泄而伤阴故始于上焦，在手太阴。注意，不

是所有温病均发病于上焦之手太阴。

太阴之为病，脉不缓不紧而动数，或两寸独大，尺肤热，头痛，微恶风寒，身热自汗，口渴，或不渴而咳，午后热甚者，名曰温病。（3）国西

【知识要点】原文论温病初起的临床表现。温病是温邪外袭卫表，肺卫失宣，开阖失常所致，以脉象区别于太阳中风证与太阳伤寒证，突出风火相扇之象，强调了温病初起的表热证特点。

太阴风温、温热、温疫、冬温，初起恶风寒者，桂枝汤主之；但热不恶寒而渴者，辛凉平剂银翘散主之。温毒、暑温、湿温、温疟不在此例。（4）执国

桂枝汤方

桂枝六钱　苏药炒，三钱　炙甘草二钱　生姜三片　大枣去核，二枚

煎法服法，必如《伤寒论》原文而后可，不然，不惟失桂枝汤之妙，反生他变，病必不除。

辛凉平剂银翘散方

连翘一两　银花一两　苦桔梗六钱　薄荷六钱　竹叶四钱　生甘草五钱　芥穗四钱　淡豆豉五钱　牛蒡子六钱

上杵为散，每服六钱，鲜苇根汤煎，香气大出，即取服，勿过煎。肺药取轻清，过煮则味厚而入中焦矣。病重者，约二时一服，日三服，夜一服；轻者三时一服，日二服，夜一服；病不解者，作再服。盖肺位最高，药过重则过病所，少用又有病重药轻之患，故从普济消毒饮时时清扬法。今人亦间有用辛凉法者，多不见效，盖病大药轻之故，一不见效，遂改弦易辙，转去转远，即不更张，缓缓延至数日后，必成中下焦证矣。胸膈闷者，加藿香三钱、郁金三钱，护膻中；渴甚者，加花粉；项肿咽痛者，加马勃、元参；衄者，去芥穗、豆豉，加白茅根三钱、侧柏炭三钱、栀子炭三钱；咳者，加杏仁利肺气；二三日病犹在肺，热渐入里，加细生地、麦冬保津液；再不解，或小便短者，加知母、黄芩、栀子之苦寒，与麦、地之甘寒，合化阴气，而治热淫所胜。

【知识要点】原文论述银翘散的运用。银翘散有辛凉疏散温邪之用，其疏泄邪热的力量介于辛凉轻剂桑菊饮与辛凉重剂白虎汤之间，故称为辛凉平剂。本段原文讨论了风温、温热、温疫、冬温等温病初起邪犯肺卫的治法并阐发了温病初起忌用辛温发汗之理。温病初起，邪犯肺卫，若恶风寒较著，表邪偏盛，可借辛温之剂以暂解其表，但不可径投麻黄汤之类辛温峻汗之剂，更不可过用、再用，以免有助热化燥之弊。如恶寒较轻而热重者，则不可使用辛温之剂，可用辛凉的银翘散以疏解之。注意银翘散的方后注。

太阴风温，但咳，身不甚热，微渴者，辛凉轻剂桑菊饮主之。（6）国西

辛凉轻剂桑菊饮方

杏仁二钱　连翘一钱五分　薄荷八分　桑叶二钱五分　菊花一钱　苦桔梗二钱　甘草八分苇根二钱

水二杯，煮取一杯，日二服。二三日不解，气粗似喘，燥在气分者，加石膏、知母；舌绛暮热，甚燥，邪初入营，加元参二钱，犀角一钱；在血分者，去薄荷、苇根，加麦冬、细生地、玉竹、丹皮各二钱；肺热甚加黄芩；渴者加花粉。

【知识要点】原文论述桑菊饮的运用。桑菊饮具有辛凉疏散在表之温邪的作用，因其清解表热作用较轻而称为辛凉轻剂。太阴温病，风热犯肺，伤及肺络而发生咳嗽。如身热不高，口渴轻微，是内热不重，病势较轻，以辛凉轻剂桑菊饮治之。肺为清虚之脏，得微苦之药则降，辛凉之药则平，所以针对温邪犯肺立方宜辛凉，不宜辛温。桑菊饮的组方特色为，辛甘能化风，辛凉微苦能清肺降气。桑叶凉而祛风，平肝木之有余，且能走肺络，宣肺气；菊花芳香味甘可滋金水之不足，且能制心火，退烦热。桔梗、杏仁苦辛宣降肺气；连翘、薄荷、芦根、甘草苦辛甘凉、散风热解热毒。本方为治疗温病初起，卫表证较轻的一个通用方剂，在温邪侵犯手太阴仅仅表现轻微发热、口渴、咳嗽等症时，就可使用。

太阴温病，脉浮洪，舌黄，渴甚，大汗，面赤，恶热者，辛凉重剂白虎汤主之。（7）国西

辛凉重剂白虎汤方

生石膏研，一两　知母五钱　生甘草三钱　白粳米一合

水八杯，煮取三杯，分温三服，病退，减后服，不知，再作服。

【知识要点】原文论述热入气分，肺胃热盛的证治。吴氏将白虎汤列为辛凉重剂，主治温邪入里，肺胃热盛之证。温邪侵袭人体，首犯手太阴。今面赤恶热不寒，舌黄脉浮洪，说明邪已深入气分，肺胃同病。尤其渴甚、大汗，是热盛迫津液外泄而引水自救之象，已具备肺胃气分热盛的四个特征，即发热恶热、大渴、大汗、脉洪盛。治当辛凉清透。但邪热炽盛，已不是桑菊、银翘之轻剂、平剂可治，必须用重剂的白虎汤，才能达到辛透退热，甘寒保津的目的。

白虎本为达热出表，若其人脉浮弦而细者，不可与也；脉沉者，不可与也；不渴者，不可与也；汗不出者，不可与也。常须识此，勿令误也。（9）国西

【知识要点】原文论白虎汤的使用禁忌，即"白虎四禁"。吴鞠通认为白虎汤的使用必须针对邪热炽盛于气分证。病位在表、在少阳，或气血不足，或内结肠腑，或热不甚津不伤，或寒邪束于表，或营血不足而无汗源等均不能使用白虎汤。本条"四禁"重在强调所治之证为气分无形邪热亢盛证。

太阴温病，气血两燔者，玉女煎去牛膝加元参主之。（10）国西

玉女煎去牛膝熟地加细生地元参方（辛凉合甘寒法）

生石膏一两　知母四钱　元参四钱　细生地六钱　麦冬六钱

水八杯，煮取三杯，分二次服，渣再煮一盅服。

【知识要点】原文论述手太阴肺经气血两燔证的治疗。吴鞠通强调治疗当清气与凉

血并用，"不可专治一边"。余霖所创清瘟败毒饮即在本方基础上加强凉血解毒作用而来。注意对气血两燔的论治。

太阴温病，血从上溢者，犀角地黄汤合银翘散主之。有中焦病者，以中焦法治之。若吐粉红血水者，死不治；血从上溢，脉七八至以上，面反黑者，死不治；可用清络育阴法。（11）执 国

【知识要点】原文论太阴温病之血分证的证治。血从上溢即由清窍而出，是邪热深入至血分而迫血上行所致，病位在血分，治以犀角地黄汤清热凉血散血；同时病在上焦，治用辛散肺热的银翘散而保存阴液，正所谓"救水即所以救金"。如出现吐粉红色血水，或血从上溢，脉七八至以上，面反黑，则属危重症。可用"清络育阴法"，方选犀角地黄汤和黄连阿胶汤加减。

太阴温病，寸脉大，舌绛而干，法当渴，今反不渴者，热在营中也，清营汤去黄连主之。（15）执

【知识要点】原文论太阴温病营分证的证治。"寸脉大"乃上焦热重的脉象，由"舌绛而干"则知病位在上焦，但已离卫气而深入营分。"反不渴"是因邪热蒸腾，营阴上承于口，与卫分之口微渴、气分之口大渴明显不同。治疗当用清营泻热的清营汤。去黄连则为了防止苦燥伤阴。

邪入心包，舌謇肢厥，牛黄丸主之，紫雪丹亦主之。（17）执 国

【知识要点】原文论邪入心包的证治及厥证的相关治法。邪入心包，厥阴受邪则可见窍闭、神昏、谵语、舌謇、肢厥。注意区别使用安宫牛黄丸和紫雪丹。

温毒咽痛喉肿，耳前耳后肿，颊肿，面正赤，或喉不痛，但外肿，甚则耳聋，俗名大头温、虾蟆温者，普消毒饮去柴胡、升麻主之，初起一二日，再去芩、连，三四日加之佳。（18）执

普济消毒饮去升麻柴胡黄芩黄连方

连翘一两　薄荷三钱　马勃四钱　牛蒡子六钱　芥穗三钱　僵蚕五钱　元参一两　银花一两　板蓝根五钱　苦梗一两　甘草五钱

上共为粗末，每服六钱，重者八钱。鲜苇根汤煎，去渣服，约二时一服，重者一时许一服。

【知识要点】原文论述温毒伤人的证治。温毒伤人以红肿热痛为其特征，故可见咽喉、耳朵前后、面颊等部位出现红赤肿痛的症状，甚至可以引起听力异常。治疗当用清热解毒的普济消毒饮化裁。需注意，普济消毒饮虽有清热解毒之效，于表证时亦有可用之机，但不是特效药，必须秉辨证论治之精神。

手太阴暑温，如上条证，但汗不出者，新加香薷饮主之。（24）国

新加香薷饮方（辛温复辛凉法）

香薷二钱　银花三钱　鲜扁豆花三钱　厚朴二钱　连翘二钱

水五杯，煮取二杯。先服一杯，得汗止后服；不汗再服；服尽不汗，再作服。

【知识要点】原文论述手太阴暑温的证治。感受暑邪而无汗出应属表实，治疗以新加香薷饮。文中虽为手太阴暑温而设，但病变部位不全在肺，且与暑湿内蕴脾胃密切相关，故方中加用厚朴之类。暑多夹湿，湿邪需用温药以化。本病证属暑热为患，故当用辛凉解暑之品。新加香薷饮为辛温与辛凉并用之方。

手太阴暑温，或已经发汗，或未发汗，而汗不止，烦渴而喘，脉洪大有力者，白虎汤主之；脉洪大而芤者，白虎加人参汤主之；身重者，湿也，白虎加苍术汤主之；汗多脉散大，喘喝欲脱者，生脉散主之。（26）圍

白虎加苍术汤方

即于白虎汤内加苍术三钱。

汗多而脉散大，其为阳气发泄太甚，内虚不司留恋可知。生脉散酸甘化阴，守阴所以留阳，阳留，汗自止也。以人参为君，所以补肺中元气也。

生脉散方（酸甘化阴法）

人参三钱　麦冬不去心，二钱　五味子一钱

水三杯，煮取八分二杯，分二次服，渣再煎服，脉不敛，再作服，以脉敛为度。

【知识要点】原文论暑温病邪在手太阴的证治。又补充了兼有湿困者当用白虎加苍术汤，出现气阴欲脱者用生脉散的治疗。白虎汤主治肺胃热盛者；白虎加人参汤主治肺胃热盛气津两伤者；白虎加苍术汤主治阳明与太阴同病者；生脉散主治全身气阴欲脱者。

小儿暑温，身热，卒然痉厥，名曰暑痫，清营汤主之，亦可少与紫雪丹。（33）圍

【知识要点】原文论小儿暑病的证治。小儿脏腑娇嫩，在患暑温后，易入侵心营，引动肝风，发生痉厥。因其邪热已入心营，所以用清营汤治疗，并用紫雪丹开窍息风。

暑兼湿热，偏于暑之热者为暑温，多手太阴证而宜清，偏于暑之湿为湿温，多足太阴证而宜温；湿热平等者两解之，各宜分晓，不可混也。（35）圍

【知识要点】原文论暑温与湿温的区别。此二者区别在于湿和热的偏胜。暑邪兼湿热，偏暑热者为暑温，重在手太阴之证而治以清为主；偏于湿者为湿温，重在足太阴之证而治以温燥祛湿为主，需湿热两解。

长夏受暑，过夏而发者，名曰伏暑。霜未降而发者少轻，霜既降而发者则重，冬日发者尤重，子、午、丑、未之年为多也。（36）圍

【知识要点】原文论伏暑的概念。伏暑是在长夏时感受暑邪，到秋冬而发的一种温病。其病情轻重除了与发病季节有一定关系外，还与感邪之轻重、治疗是否得当及患者

的全身状况等许多因素有关。

伏暑、暑温、湿温，证本一源，前后互参，不可偏执。（42）执国

【知识要点】原文论述伏暑、暑温、湿温。这三种病的病因相同，都是由暑邪、湿邪、热邪所致，因此这三种病的诊治可以前后相互参考，不必拘泥于其中一项。

头痛恶寒，身重疼痛，舌白不渴，脉弦细而濡，面色淡黄，胸闷不饥，午后身热，状若阴虚，病难速已，名曰湿温。汗之则神昏耳聋，甚则目瞑不欲言；下之则洞泄；润之则病深不解。长夏、深秋、冬日同法，三仁汤主之。（43）执国

三仁汤方

杏仁五钱　飞滑石六钱　白通草二钱　白蔻仁二钱　竹叶二钱　厚朴二钱　生薏仁六钱半夏五钱

甘澜水八碗，煮取三碗，每服一碗，日三服。

【知识要点】原文论述湿温病初起的证候特点和治疗宜忌。湿温病可见苔白腻、口不渴或口中甜腻等湿邪之象。午后身热即身热不扬，午后明显。湿温病之初，头痛、身重恶寒，与伤寒相似，易误用辛温发汗。鉴别之处在于伤寒初起恶寒较重、无汗，无湿温初起所表现的胸脘痞满、白腻等。食滞可见胸闷不饥、腹胀，与湿温初起相似，易误用攻下法。其鉴别要点为，食滞一般无发热恶寒、头痛、身重疼痛等表现；内伤阴虚证主要表现为午后发热，与湿温病午后身热相似，易误用滋阴之法，但其起病更慢，病程更长，无恶寒、身痛等表症，更无湿象。三仁汤是治疗湿温病初起的代表方，不仅可用于邪在卫表证，湿温病邪在气分时亦能用本方加减治疗。要注意三仁汤的组方特点。

燥伤肺胃阴分，或热或咳者，沙参麦冬汤主之。（56）国

沙参麦冬汤（甘寒法）

沙参三钱　玉竹二钱　生甘草一钱　冬桑叶一钱五分　麦冬三钱　生扁豆一钱五分　花粉一钱五分

水五杯，煮取二杯，日再服，久热久咳者，加地骨皮三钱。

【知识要点】原文论述燥伤肺胃之阴的证治。注意上焦仅代表病位偏上，而病证的发生却亦可在病证后期出现。沙参麦冬汤可滋养肺胃之阴，清解余热。临床各种温病引起的肺胃阴伤均可应用。

燥气化火，清窍不利者，翘荷汤主之。（57）国

翘荷汤（辛凉法）

薄荷一钱五分　连翘一钱五分　生甘草一钱　黑栀皮一钱五分　桔梗二钱　绿豆皮二钱

水二杯，煮取一杯，顿服之，日服二剂，甚者日三。

加减法：耳鸣者加羚羊角、苦丁茶。目赤者加鲜菊叶、苦丁茶、夏枯草。咽痛者加牛蒡子、黄芩。

【知识要点】原文论述燥热邪气化火引起清窍不利的证治。燥邪所致清窍不利主要表现为目赤、耳鸣、龈肿、咽痛等，治疗的重点在于润燥泻火，病位在上，药物选择方面注重轻清之品。翘荷汤除具有辛凉之性外，还有清火解毒的功效，但作用较轻。

诸气膹郁，诸痿喘呕之因于燥者，喻氏清燥救肺汤主之。（58）国

清燥救肺汤方（辛凉甘润法）

石膏二钱五分　甘草一钱　霜桑叶三钱　人参七分　杏仁泥，七分　胡麻仁炒研，一钱

阿胶八分　麦冬不去心，二钱　枇杷叶去净毛，炙，六分

水一碗，煮六分，频频二三次温服。痰多加贝母、瓜蒌。血枯加生地黄。热甚加犀角、羚羊角，或加牛黄。

【知识要点】原文论燥热之邪犯肺、诸气膹郁的证治。燥热犯肺可出现痿、喘、呕，治疗应当清润肺经燥热。喻氏清燥救肺汤不仅可用于热病肺胃有燥热者，对内伤杂病中出现的各种痿、喘、呕诸症皆可应用。该方清而不燥，润而不腻，兼能宣肺，气血同调。临床可灵活加减，如痰多加贝母、瓜蒌，大量血亏加生地黄，热甚加犀角、羚羊角或牛黄。

中焦篇

面目俱赤，语声重浊，呼吸俱粗，大便闭，小便涩，舌苔老黄，甚则黑有芒刺，但恶热不恶寒，日晡益甚者，传至中焦，阳明温病也。脉浮洪躁甚者，白虎汤主之；脉沉数有力，甚则脉体反小而实者，大承气汤主之。暑温、湿温、温疟不在此例。（1）执国

自注：……温病由口鼻而入，鼻气通于肺，口气通于胃。肺病逆传则为心包，上焦病不治，则传中焦，胃与脾也，中焦病不治，即传下焦，肝与肾也。始上焦，终下焦……

【知识要点】本条为阳明温病证治大纲，主要论述了阳明温病的临床表现、阳明经腑二证的证治区别及机制等。阳明温病可见面目俱赤，语声重浊，呼吸俱粗，大便闭，小便涩，舌苔老黄，甚则黑有芒刺，但恶热不恶寒，日晡益甚等症。其有经证和腑证的不同，区别的主要依据是原文提出的脉、舌象。此外，腹诊和大便状况，亦可鉴别。阳明温病治法，可遵"随其所在，就近而逐之"的原则。阳明经证治当用辛寒清热，透邪外出的白虎汤。阳明腑证治当用苦寒攻下的承气汤。大承气汤的适应证，虽未必等到痞、满、燥、实、坚俱备方可运用，但一定要确属阳明腑实证方可用之。须注意，本条中大承气汤的脉象表现为"小而实"，是邪气结于内的反映，不可误作虚脉。

自注中讨论了温热类温病的一般发病过程。温邪由口鼻侵入，鼻与肺相通，口与胃相通。若肺经病变逆传则引起心包病变。而上焦病变失治，亦会传入中焦胃与脾，若中焦病变失治，可以传到下焦肝与肾。温病的一般传变规律是从上焦开始而终结于下焦。注意对脏腑病变的三焦划分。

阳明温病，无上焦证，数日不大便，当下之，若其人阴素虚，不可行承气者，增

液汤主之。服增液汤已。周十二时观之，若大便不下者，合调胃承气汤微和之。（11）㉛㉞

此方所以代吴又可承气养荣汤法也。妙在寓泻于补，以补药之体，作泻药之用，既可攻实，又可防虚。余治体虚之温病，与前医误伤津液、不大便、半虚半实之证，专以此法救之，无不应手而效。

增液汤方（咸寒苦甘法）

元参一两　麦冬连心，八钱　细生地八钱

水八杯，煮取三杯，口干则与饮，令尽，不便，再作服。

……本论于阳明下证，峙立三法：热结液干之大实证，则用大承气；偏于热结而液不干者，旁流是也，则用调胃承气；偏于液干多而热结少者，则用增液，所以回护其虚，务存津液之心法也。

【知识要点】原文论述热结阴亏证的证治。阳明温病，已无上焦肺卫症状，唯数天大便难解，当用攻下法。若患者素体阴亏，不可直用苦寒易化燥伤阴之诸承气汤方，可用增液汤滋阴生津润便。服用增液汤后观察一昼夜，如果大便仍不解，为阳明腑实津液亏耗，可合用调胃承气汤，使胃气和而大便通。

热结液干乃指阳明热结而伴有阴虚，治疗时应注意保存津液为要。在温病过程中邪热既耗伤了阴液，又与实邪互结于肠腑，从而形成了热结液干之证。阳明腑实证不解又最易耗伤阴液，轻则耗伤胃阴，甚则可进一步伤及肾阴，成为形成下焦病证的重要原因之一。治疗上，实热结聚当用大承气汤；邪热已微、肠液不足而便秘者，当用增液汤以润肠通便；如阳明腑实见证仍在而又兼有津液干涸，大便不通者，则用增液承气汤为宜。注意鉴别三者的适用范围。

阳明温病，下后汗出，当复其阴，益胃汤主之。（12）㉞

益胃汤方（甘凉法）

沙参三钱　麦冬五钱　冰糖一钱　细生地五钱　玉竹炒香，一钱五分

水五杯，煮取二杯，分二次服，渣再煮一杯服。

【知识要点】原文论述下后汗出伤阴当复胃阴的治法。温病最易伤阴，阳明温病里热盛于胃和大肠，蒸腾津液，时有汗出，津液被灼，消耗胃阴，故下后当复胃阴。益胃汤用甘寒、甘凉之品滋养肺胃之阴。

阳明温病，下之不通，其证有五：应下失下，正虚不能运药，不运药者死，新加黄龙汤主之。喘促不宁，痰涎壅滞，右寸实大，肺气不降者，宣白承气汤主之。左尺牢坚，小便赤痛，时烦渴甚，导赤承气汤主之。邪闭心包，神昏舌短，内窍不通，饮不解渴者，牛黄承气汤主之。津液不足，无水舟停者，间服增液，再不下者，增液承气汤主之。（17）㉛㉞

新加黄龙汤（苦甘咸法）

细生地五钱　生甘草二钱　人参一钱五分，另煎　生大黄三钱　芒硝一钱　元参五钱

麦冬连心，五钱　　当归一钱五分　　海参洗，二条　　姜汁六匙

水八杯，煮取三杯。先用一杯，冲参汁五分、姜汁二匙，顿服之，如腹中有响声，或转矢气者，为欲便也；候一二时不便，再如前法服一杯；候二十四刻，不便，再服第三杯；如服一杯，即得便，止后服，酌服益胃汤一剂（益胃汤方见前），余参或可加入。

宣白承气汤方（苦辛淡法）

生石膏五钱　　生大黄三钱　　杏仁粉二钱　　瓜蒌皮一钱五分

水五杯，煮取二杯，先服一杯，不知再服。

导赤承气汤

赤芍三钱　　细生地五钱　　生大黄三钱　　黄连二钱　　黄柏二钱　　芒硝一钱

水五杯，煮取二杯，先服一杯，不下再服。

牛黄承气汤

即用前安宫牛黄丸二丸，化开，调生大黄末三钱，先服一半，不知再服。

增液承气汤

即于增液汤内，加大黄三钱，芒硝一钱五分。

水八杯，煮取三杯，先服一杯，不知再服。

【知识要点】原文论阳明温病用下法后仍未能通下的五种证候的治法。一是阳明腑实，应下而失下，以致邪气留连，正气内虚，正虚而不能运药。如果任其发展，势必耗竭肾水，正气更衰。唯有采用扶正逐邪的方法，以新加黄龙汤邪正合治。二是肺气不降，痰涎壅滞，而阳明结热，里证又实。症见喘促不宁，右寸脉实大。此时徒用攻下不能取效，必须一面宣肺气之痹，一面逐肠胃之结，方用宣白承气汤脏腑合治。三是小肠火腑不通，热注膀胱，致小便涩痛，又兼有里实，脉在左尺部呈坚牢之象。此时治法，当通腑必兼泻小肠之热，故选用导赤承气汤大小肠合治。四是邪闭心包，又兼腑实而致神昏舌短，饮不解渴。此时徒用攻下无益，必须同时开其窍闭，故以牛黄承气汤两少阴合治，也可以说是阳明心包合治之法。五是阳明热盛，致津液枯燥，造成粪结不下，此时必须增水以行舟，用增液汤；如仍不下，可用增液承气汤气血合治。从上述可知阳明温病下之不通，有的是由于应下失下，贻误了时机；有的则由于素体阴虚，感邪后即成为虚实相兼之证；也有的是兼有其他脏腑证候。这些都不是徒恃攻下所能取效，而必须随证加减或数法并施。注意分辨五个承气汤的适用范围和治疗特色。

斑疹，用升提，则衄，或厥，或呛咳，或昏痉，用壅补则瞀乱。（23）国

【知识要点】原文论斑疹的治疗禁忌及其原因。温病发斑疹误用升提之品可助热动血而发生衄、厥、呛咳、昏痉等变症。注意，此处所言之"升提"主要是指辛温之品，至于辛凉宣透之类对于发疹者不惟不禁，且是治疗之大法。而温病出现发斑，一般治宜清热凉血，不宜升提宣透。故斑疹治疗禁用升提之法亦当作具体分析，不可一概而论。斑疹不可壅补，是以免恋邪难解，致斑疹不得透发而邪热内陷内闭心包，发为神昏。

阳明温病，无汗，实证未剧，不可下，小便不利者，甘苦合化，冬地三黄汤主之。（29）执国

冬地三黄汤方（甘苦合化阴气法）

麦冬八钱　黄连一钱　苇根汁半酒杯，冲　元参四钱　黄柏一钱　银花露半酒杯，冲　细生地四钱　黄芩一钱　生甘草三钱

水八杯，煮取三杯，分三次服，以小便得利为度。

【知识要点】原文论温病小便不利的证治。本条所论小便不利是因热盛阴伤而引起，故在治疗时当清热与养阴兼施，主以甘苦合化之法，即甘寒药与苦寒药配合，一以养阴，一以清热，用冬地三黄汤。

温病小便不利者，淡渗不可与也，忌五苓、八正辈。（30）国西

【知识要点】原文论温病出现小便不利忌用淡渗通利之品的机理。温病乃因温邪为患，其出现小便不利多为热盛耗阴而致，治疗当滋阴以益其水源，泻火以除其邪热。如反投以淡渗通利之药，强用利尿，势必将再耗竭其阴。原文列举的五苓散、八正散之类皆属禁忌的淡渗利尿之剂而不可使用。

脉洪滑，面赤身热头晕，不恶寒，但恶热，舌上黄滑苔，渴欲凉饮，饮不解渴，得水则呕，按之胸下痛，小便短，大便闭者，阳明暑温，水结在胸也，小陷胸汤加枳实主之。（38）国

小陷胸加枳实汤方（苦辛寒法）

黄连二钱　瓜蒌三钱　枳实二钱　半夏五钱

急流水五杯，煮取二杯，分二次服。

【知识要点】原文论温病痰热结胸的证治。温邪入阳明，里热较盛，多兼痰饮水湿。得水则呕，是因为水湿停聚胸中，并影响中焦脾胃，水入不化从上而出。气化不行故小便短。肺气不利，阳明失职则大便闭。胸下按之疼痛，是因为水实之结在胸及胃脘部位。治用苦辛寒合用的小陷胸汤并合入行气导滞的枳实。

暑温蔓延三焦，舌滑微黄，邪在气分者，三石汤主之；邪气久留，舌绛苔少，热搏血分者，加味清宫汤主之；神识不清，热闭内窍者，先与紫雪丹，再与清宫汤。（41）国

三石汤方

飞滑石三钱　生石膏五钱　寒水石三钱　杏仁三钱　竹茹炒，二钱　银花三钱，花露更妙金汁一酒杯，冲　白通草二钱

水五杯，煮成二杯，分二次温服。

加味清宫汤方

即于前清宫汤内加知母三钱，银花二钱，竹沥五茶匙冲入。

【知识要点】原文论暑温弥漫三焦热重于湿的证治。湿热类疾病在辨证过程中要注

重辨识其病位及病性。若舌质无改变，见舌苔滑微黄，是三焦气分湿热，治以清三焦暑热，兼利暑湿。所谓"气化则暑湿俱化"，治宜宣通三焦气机，首先要清宣肺气，肺气得清，一身之气就能够宣通，虽然暑热弥漫三焦，也随之宣通，方用三石汤。三石汤是大清暑热蔓延三焦气分的代表性方剂。注意方中矿石类药物的使用特点。若邪热内闭心包则应配伍开窍的清宫汤与紫雪丹之类。

脉缓身痛，舌淡黄而滑，渴不多饮，或竟不渴，汗出热解，继而复热，内不能运水谷之湿，外复感时令之湿，发表攻里，两不可施，误认伤寒，必转坏证，徒清热则湿不退，徒祛湿则热愈炽，黄芩滑石汤主之。（63）国

黄芩滑石汤方（苦辛寒法）

黄芩三钱　滑石三钱　茯苓皮三钱　大腹皮二钱　白蔻仁一钱　通草一钱　猪苓三钱

水六杯，煮取二杯，渣再煮一杯，分温三服。

【知识要点】原文论湿热病湿热蕴阻中焦气分的证治。重点阐明湿热蕴阻中焦之证的特殊治法，"徒清热则湿不退，徒祛湿则热愈炽"，即需要湿热兼顾。黄芩滑石汤中既有清热之品，又有化湿、利湿之品，为治疗湿热病的代表方之一。但本方清热之力较弱，适用于湿重于热者，对湿邪已化火，邪热较盛者，则又当另选他方。注意单纯使用清热及祛湿法的弊端。

湿聚热蒸，蕴于经络，寒战热炽，骨骱烦疼，舌色灰滞，面目萎黄，病名湿痹，宣痹汤主之。（65）执国

《经》谓：风寒湿三者合而为痹。《金匮》谓：经热则痹。盖《金匮》诚补《内经》之不足。痹之因于寒者固多，痹之兼乎热者，亦复不少，合参二经原文，细验于临证之时，自有权衡……

【知识要点】原文论述痹证病因及证治。痹证，从广义来讲，泛指因气血阻闭肢体、经络、脏腑引起的多种疾病；狭义来讲是指风寒湿气杂至阻闭经络而导致关节肿痛、麻木、屈伸不利的病证。本条原文在承继前人经验基础上进一步强调热痹的辨证论治。湿热蕴结痹阻于经络则骨节疼痛剧烈而烦躁，湿热熏蒸则颜面、目睛发黄，正邪剧烈交争而出现身热炽盛而寒战，秽浊之邪蓄积于内则舌苔色灰而板滞，此病证名为湿痹，其病机为湿热蕴阻熏灼经络所致，与一般湿温之病在脏腑脾胃者有所不同。可用清热解毒、化湿通络、宣通气机的宣痹汤治疗。《温病条辨》有两个宣痹汤，另一见上焦篇第46条，二方名虽同而组成、作用、主治各异，不能混淆。

下焦篇

风温、温热、温疫、温毒、冬温，邪在阳明久羁，或已下，或未下，身热面赤，口干舌燥，甚则齿黑唇裂，脉沉实者，仍可下之。（1）执西

【知识要点】原文论邪入下焦而耗损真阴的治法，并与阳明土燥水干之证作比较。温邪在中焦留连过久，则阳明之热邪必将耗及少阴之真阴。此时里热亢盛，故见身热面

赤；阴液耗伤，故见口干舌燥，甚则齿黑唇裂。若属热结在里，其脉沉实，如其人体正气尚充实，此时仍可以攻下之法迅速排除邪热，以存真阴，然后再行恢复津液。

脉虚大，手足心热甚于手足背者，加减复脉汤主之。（1）执国西

【知识要点】原文论温病后期真阴耗伤的证治。真阴耗竭多因阳明温病邪热耗伤阴液所致。若脉象虚大，手足心热甚于手足背，则属肾阴大伤之证，当用加减复脉汤以滋养肾阴。应予注意：其一，下焦真阴耗伤之证的原因，固然有中焦阳明之热过盛不解而耗及肾阴者，但肾阴耗伤并非只限于这一原因，特别是当邪入营血、内陷厥阴和少阴时，都能耗及肾阴而发生本证。其二，对肾阴亏耗的判断，除了原文所述之外，还应参考温病的病程、全身症状作出全面考虑。

与前段原文相参，治疗温病须时时顾护阴液，病至下焦则更以救阴为急。上述两法都是围绕着救阴这一前提，一者以急下而间接存阴，二者须立刻直接复其真阴，二者截然不同，关键在于辨证，注意鉴别。

下焦温病，但大便溏者，即与一甲复脉汤。（10）西

【知识要点】原文论一甲复脉汤的适应证。下焦阴虚证，大便本应偏干，今反便溏，是一种特殊情况。须注意，患者平素阳虚，下之不当，更伤其阳，可以出现便溏。或是加减复脉汤药性甘柔润滑，便溏是服药过程中的一种反应。

少阴温病，真阴欲竭，壮火复炽，心中烦，不得卧者，黄连阿胶汤主之。（11）国西

黄连阿胶汤方（苦甘咸寒法）

黄连四钱　黄芩一钱　阿胶三钱　白芍一钱　鸡子黄二枚

水八杯，先煮三物，取三杯，去滓，纳胶烊尽，再纳鸡子黄，搅令相得，日三服。

【知识要点】原文论少阴温病阴虚火炽的证治。阴虚火炽证是在温病后期，肾阴亏虚，不能上济心火，心肾不交而引起的一种病证。病属少阴下焦病证，真阴不足，病邪亦衰，病变主要是心肾不交，心火偏亢，表现为"心中烦，不得卧"。注意与《伤寒论》相关原文相参。

夜热早凉，热退无汗，热自阴来者，青蒿鳖甲汤主之。（12）执国西

青蒿鳖甲汤方（辛凉合甘寒法）

青蒿二钱　鳖甲五钱　细生地四钱　知母二钱　丹皮三钱

水五杯，煮取二杯，日再服。

【知识要点】原文论温病后期邪入阴分的证治。温病后期阴液已亏，余邪留伏阴分，因此出现夜热早凉，与邪热内盛所引起的发热显然不同。阴亏无汗源则热退无汗，治用青蒿鳖甲汤。注意方中青蒿与鳖甲的配伍特点。

热邪深入下焦，脉沉数，舌干齿黑，手指但觉蠕动，急防痉厥，二甲复脉汤主之。（13）西

二甲复脉汤方（咸寒甘润法）

即于加减复脉汤内，加生牡蛎五钱，生鳖甲八钱。

【知识要点】原文论述防邪热下陷而引发痉厥的证治。下焦温病出现舌干而绛，齿黑枯槁为阴精欲竭的表现。手指蠕动是阴虚之极而出现风象，属痉厥的前兆。治疗的原则是育阴潜阳，培补真阴，平息肝风。方选二甲复脉汤。注意痉厥的前兆及"二甲"的功效。

下焦温病，热深厥甚，脉细促，心中憺憺大动，甚则心中痛者，三甲复脉汤主之。（14）国西

三甲复脉汤方（同二甲汤法）

即于二甲复脉汤内，加生龟板一两。

【知识要点】原文论述热深厥甚的证治。痉厥已作，真阴大伤而难猝补，心之本体欲失，即为"心中憺憺大动"，且"脉细促"，甚者可出现心中痛。病情危急，方选三甲复脉汤，龟甲具有育阴潜阳的双重作用。注意鉴别加减复脉汤、一甲复脉汤、二甲复脉汤、三甲复脉汤的适用范围及组方特点。

热邪久羁，吸烁真阴，或因误表，或因妄攻，神倦瘛疭，脉气虚弱，舌绛苔少，时时欲脱者，大定风珠主之。（16）国

大定风珠方（酸甘咸法）

生白芍六钱　阿胶三钱　生龟板四钱　干地黄六钱　麻仁二钱　五味子二钱　生牡蛎四钱　麦冬连心，六钱　炙甘草四钱　鸡子黄生，二枚　鳖甲生，四钱

水八杯，煮取三杯，去滓，再入鸡子黄，搅令相得，分三次服。喘加人参，自汗者加龙骨、人参、小麦，悸者加茯神、人参、小麦。

【知识要点】原文论述阴竭欲脱的证治。温病日久，邪热深入而伤下焦真阴；或患者虽然病程不久，但是由于误用辛温发表，或苦寒攻下，由于汗、下均可伤阴，在短期内出现真阴枯竭。若出现精神极度疲惫，肢体拘急抽搐及脉象虚弱等阴竭虚脱之症，病属于急危重症，必须急予育阴潜阳固脱之剂救急。注意鉴别三甲复脉汤与大定风珠的适用范围和药物组成。

壮火尚盛者，不得用定风珠、复脉。邪少虚多者，不得用黄连阿胶汤。阴虚欲痉者，不得用青蒿鳖甲汤。（17）西

【知识要点】原文论治下焦病变各方剂的使用禁忌。下焦温病，虽然可以通用育阴潜阳法复其真阴，但必须根据邪正之间的关系，区分标本缓急。邪火壮盛者必须先清邪火为治，此时以黄连阿胶汤一类方剂治标，不得急于使用育阴潜阳之剂。因为邪火不

去，阴液难复，正气亦不能复。反之，邪火不盛，阴液欲竭，必须治以救阴，不得再用攻邪之剂，应用复脉汤、定风珠之类治疗。下焦温病特别是在阴虚欲作痉时，属于下焦温病中的急危重症。用药必须准确及时。"阴虚欲痉者，不得用青蒿鳖甲汤"是因为该方属清热养阴之剂，对阴虚欲痉者来说方不对证，必须急用育阴潜阳，方选二甲、三甲复脉汤一类，此时用本方往往贻误治疗。注意对以上各方使用范围的鉴别。

暑邪深入少阴消渴者，连梅汤主之；入厥阴麻痹者，连梅汤主之；心热烦躁神迷甚者，先与紫雪丹，再与连梅汤。（36）执国

连梅汤方（酸甘化阴酸苦泄热法）

云连二钱　**乌梅**去核，三钱　**麦冬**连心，三钱　**生地**三钱　**阿胶**二钱

水五杯，煮取二杯，分二次服。脉虚大而芤者，加人参。

【知识要点】原文论下焦暑温消渴、麻痹、烦躁、神迷的治疗。温热类温病之下焦病变，治疗重点在于养阴、救阴，兼以祛邪。连梅汤为滋补真阴兼以祛邪之方。方中祛邪的药物是苦寒清火燥湿的黄连，因暑温病暑热偏盛，并且容易兼夹湿邪，所以须用黄连清火燥湿。消渴、麻痹、神迷之症均与真阴枯竭密切相关，常由邪热深入下焦或热邪久羁所引起。烦躁、神迷属于邪甚之重症，应先开窍，所以先与紫雪丹。注意连梅汤的适用范围。

杂说　治病法论

治外感如将（兵贵神速，机圆法活，去邪务尽，善后务细，盖早平一日，则人少受一日之害），治内伤如相（坐镇从容，神机默运，无功可言，无德可见，而人登寿域）。治上焦如羽（非轻不举）；治中焦如衡（非平不安）；治下焦如权（非重不沉）。执国西

【知识要点】原文论外感、内伤及三焦之治法。治疗外感病当如将军领军作战，兵贵神速，祛邪务尽；治疗内伤病当如宰相治理国家，镇定从容，从大局着手，讲究策略，使疾病逐渐转愈。治上焦如羽是指治疗上焦病证要用轻清升浮的药物为主，因为非轻浮上升之品就不能达到在上的病所，用药剂量也要轻，煎煮时间也要少，不要过用苦寒沉降之品。治中焦如衡，一指治疗中焦病证，要注意去邪气之盛而复正气之衰，使归于平；二指治疗中焦湿热性病证，要注意使湿热分消，脾升胃降，不可偏治。治下焦如权是指治疗下焦病证要注意使用重镇滋潜厚味之品，使之直入下焦滋补肾阴，或用介类重镇之品以平息肝风。

《温疫论》

夫温疫之为病，非风，非寒，非暑，非湿，乃天地间别有一种异气所感，其传有九，此治疫紧要关节。（原序）执国

【知识要点】原文论温疫的病因。吴又可认为温疫具有特异的致病因素"疠气"，

因其不同于传统的外感六淫，故称之为"异气"。温疫有九种传变方式，治疗时须据此辨治。本条对丰富温病病因有重要意义。注意对异气的认识。

凡人口鼻之气，通乎天气，本气充满，邪不易入。本气适逢亏欠，呼吸之间，外邪因而乘之。（上卷，原病）国

【知识要点】原文论疫病的发生与人体正气强弱密切相关。疠气由口鼻入侵人体，正气在疫病发生中发挥着重要作用，若人体正气强盛则疠气不易侵入。若逢机体正气亏虚，疠气即在呼吸之际可乘虚而入。

温疫初起，先憎寒而后发热，日后但热而无憎寒也。初得之二三日，其脉不浮不沉而数，昼夜发热，日晡益甚，头疼身痛。其时邪在夹脊之前，肠胃之后，虽有头疼身痛，此邪热浮越于经，不可认为伤寒表证，辄用麻黄、桂枝之类强发其汗。此邪不在经，汗之徒伤表气，热亦不减。又不可下，此邪不在里，下之徒伤胃气，其渴愈甚。宜达原饮。（上卷，温疫初起）执国

达原饮

槟榔二钱　厚朴一钱　草果仁五分　知母一钱　芍药一钱　黄芩一钱　甘草五分

上用水二盅，煎八分，午后温服。

【知识要点】原文论温疫初起的证治。温疫之邪侵犯膜原，其表现为先憎寒继而兼见发热，之后出现但热不寒，昼夜不休，日晡加重，头疼身痛，脉数，舌苔薄白或厚如积粉。身热疼痛乃因邪热波及经络所致，不可误认为伤寒表证而以麻黄、桂枝之剂辛温发表。其发热日晡益甚乃因邪在膜原，邪气不在肠胃而下法亦非所宜。邪在膜原，治宜疏利透达，使邪气溃败而散。方用达原饮，以槟榔、草果、厚朴为主药，三药性偏温燥而擅于祛湿、逐秽、行气、消积，三药合力，直达膜原，驱逐湿热秽浊之疫邪。须注意温疫初起邪客膜原的临床表现、病位和治疗方药。

大凡客邪贵乎早逐，乘人气血未乱，肌肉未消，津液未耗，病人不至危殆，投剂不至掣肘，愈后亦易平复。（上卷，注意逐邪勿拘结粪）国

【知识要点】原文论温疫逐邪宜早。吴又可强调温疫的治疗逐邪宜早，治疗越早，病势越轻，人体正气受到病邪的干扰和损害就越轻，邪易祛除而正气也易于平复。注意对客邪贵乎早逐的认识。

夫疫之传有九，然亦不出乎表里之间而已矣。所谓九传者，病人各得其一，非谓一病而有九传也。盖温疫之来，邪自口鼻而入，感于膜原，伏而未发者不知不觉。已发之后，渐加发热，脉洪而数，此众人相同，宜达原饮疏之。（下卷，统论疫有九传治法）国

【知识要点】原文论温疫之传不外表里及邪伏膜原的证治。温疫虽有九传，但不出

表里两个部位。并非每种疫病都要经过九传，而是各有其一，它是以临床症状为依据，表明疫病传变的大体趋势。疫邪从口鼻而入，可伏于膜原而人所不知。若伏邪溃发，可先见表证，继而入里见发热益盛，脉洪大而数等症。因疫邪皆从膜原而发，治宜用疏利透达膜原之邪的达原饮。

《广瘟疫论》

时疫下法与伤寒不同，伤寒下不厌迟，时疫下不厌早。伤寒在下其燥结，时疫在下其郁热。伤寒里证当下，必待表证全罢，时疫不论表邪罢与不罢，但兼里证即下。（卷之四，下法）国

【知识要点】原文论伤寒与时疫使用下法的区别。伤寒运用下法一般应在表证已罢，邪热与阳明肠腑积滞搏结后，方可用承气汤攻下。若早用攻下，反而损伤正气，引邪气深入而发生变证，故伤寒不可过早运用下法。温疫病邪自里发，在里之郁热不去，则可发生各种传变，甚至出现危证，因而必须及早攻逐在里之邪，其目的是通过攻下以祛除其郁热，故不必拘泥于是否有燥结形成，且温疫表证多由里热外达所致，故无论有无表证均可使用攻下法。注意鉴别伤寒与时疫攻下的不同时机。

《三时伏气外感篇》

夫春温、夏热、秋凉、冬寒，四时之序也。春应温而反大寒，夏应热而反大凉，秋应凉而反大热，冬应寒而反大温，皆不正之乖气也。国

【知识要点】原文论四时失序的反常气候为导致发病之因素。四季有序，春温、夏热、秋凉、冬寒，四时气候反常皆是"不正之乖气"，是外感病的重要发病因素。

春温一证，由冬令收藏未固，昔人以冬寒内伏，藏于少阴，入春发于少阳，以春木内应肝胆也。寒邪深伏，已经化热，昔贤以黄芩汤为主方，苦寒直清里热，热伏于阴，苦味坚阴，乃正治也。国

【知识要点】原文论述春温病的病机与治法。叶天士对春温病机的认识，仍遵循前人论述，认为一方面是"冬藏未固"，另一方面是"冬寒内伏，藏于少阴，入春发于少阳"。冬之寒深伏，至春已经化热，治疗宜用苦寒之品以直清里热，前人以黄芩汤为主方。苦寒之药除有清热之功，还可防止阴液被邪热耗伤，即"苦味坚阴"。须注意春温病的病机和治法，尤其是黄芩汤及苦味坚阴。

风温者，春月受风，其气已温。《经》谓"春气病在头"，治在上焦，肺位最高，邪必先伤。此手太阴气分先病，失治则入手厥阴心包络，血分亦伤。国

【知识要点】原文论风温病的病机与传变特点。风温病是感受春季风温之邪即风热

病邪而发病，风热病邪从口鼻而入，所以先伤上焦肺而见肺经气分病变。若肺病失治可逆传心包，伤及血分，而见手厥阴心包病变。

《外感温病篇》

风温为病，春月与冬季居多，或恶风，或不恶风，必身热、咳嗽、烦渴，此风温之证提纲也。（1）国

【知识要点】原文论风温病之提纲，风温病的发病季节及初起临床表现。风温病多发于冬春，发于春者，因风热为春之主令，若冬之气温偏暖而多风，亦可有风热之邪。风热病邪首犯肺胃，灼伤津液，故风温病初起即见发热、咳嗽、心烦、口渴诸症。恶风为或有之症，皆看卫表被邪气郁遏之轻重。须注意风温病的发病季节及初起临床表现，尤其是必有之症与或有之症。

《伤寒温疫条辨》

升降散　温病亦杂气中之一也，表里三焦大热，其证治不可名状者，此方主之。如头痛眩运，胸膈胀闷，心腹疼痛，呕哕吐食者；如内烧作渴，上吐下泻，身不发热者；如憎寒壮热，一身骨节酸痛，饮水无度者；如四肢厥冷，身凉如冰而气喷如火，烦躁不宁者；如身热如火，烦渴引饮，头面猝肿，其大如斗者；如咽喉肿痛，痰涎壅盛，滴水不能下咽者；如遍身红肿，发块如瘤者；如斑疹杂出，有似丹毒风疮者；如胸高胁起胀痛，呕如血汁者；如血从口鼻出，或目出，或牙缝出，毛孔出者；如血从大便出，甚如烂瓜肉、屋漏水者；如小便涩淋如血，滴点作疼不可忍者；如小便不通，大便火泻无度，腹痛肠鸣如雷者；如便清泻白，足重难移者；如肉瞤筋惕者；如舌卷囊缩者；如舌出寸许，绞扰不住，音声不出者；如谵语狂乱，不省人事，如醉如痴者；如头疼如破，腰痛如折，满面红肿，目不能开者；如热盛神昏，形如醉人，哭笑无常，目不能闭者；如手舞足蹈，见神见鬼，似风癫狂祟者；如误服发汗之药，变为亡阳之证，而发狂叫跳，或昏不识人者，外证不同，受邪则一。凡未曾服过他药者，无论十日、半月、一月，但服此散，无不辄效。

白僵蚕酒炒，二钱　全蝉蜕去土，一钱　广姜黄去皮，三分　川大黄生，四钱

称准，上为细末，合研匀。病轻者，分四次服，每服重一钱八分二厘五毫，用黄酒一盏，蜂蜜五钱，调匀冷服，中病即止。病重者，分三次服，每服重二钱四分三厘三毫，黄酒盏半，蜜七钱五分，调匀冷服。最重者，分二次服，每服重三钱六分五厘，黄酒二盏，蜜一两，调匀冷服。一时无黄酒，稀熬酒亦可，断不可用蒸酒。胎产亦不忌。炼蜜丸，名太极丸，服法同前，轻重分服，用蜜、酒调匀送下。

按：温病总计十五方。轻则清之，神解散、清化汤、芳香饮、大小清凉散、大小复苏饮、增损三黄石膏汤八方；重则泻之，增损大柴胡汤、增损双解散、加味凉膈散、加

味六一顺气汤、增损普济消毒饮、解毒承气汤六方；而升降散，其总方也，轻重皆可酌用。察证切脉，斟酌得宜，病之变化，治病之随机应变，又不可执方耳。按处方必有君、臣、佐、使，而又兼引导，此良工之大法也。是方以僵蚕为君，蝉蜕为臣，姜黄为佐，大黄为使，米酒为引，蜂蜜为导，六法俱备，而方乃成……（《卷四·医方辨·升降散》）

【知识要点】原文论述升降散的运用要点。升降散是宗《内经》"火郁发之"之旨而创立，主治温病"热郁三焦表里，阻碍阴阳不通"之证。方中四药寒温并用，升清降浊，通达内外，流通气血，共奏宣郁清热、调畅表里三焦气机、升降复常之功。

主要参考书目 ▷▷▷▷

［1］翟双庆，黎敬波.《内经》选读［M］.5 版.北京：中国中医药出版社，2021.

［2］王庆国，周春祥.《伤寒论》选读［M］.5 版.北京：中国中医药出版社，2021.

［3］范永升，姜德友.《金匮要略》［M］.5 版.北京：中国中医药出版社，2021.

［4］谷晓红，马健.温病学［M］.5 版.北京：中国中医药出版社，2021.

［5］冯全生，吕文亮.温病学［M］.4 版.北京：人民卫生出版社，2021.

［6］谷晓红.中医经典能力等级考试指南［M］.北京：中国中医药出版社，2020.

附:《伤寒杂病论》记忆手册 ▷▷▷▷

39 天背诵打卡计划(《伤寒论》)

使用方法:

　　本计划根据一般学习过程的艾宾浩斯遗忘曲线进行设计,分别在学习的第 1、2、4、8、15、30 天进行复习,以达到最佳的记忆效果。

　　在"任务分组"中将当前需要背诵的原文分为了 10 组,自背诵起始之日起,将每日日期填入"完成情况"表中,并根据表中要求完成当天任务。

任务分组
① 太阳之为病,脉浮、头项强痛而恶寒。(1) 太阳病,发热,汗出,恶风,脉缓者,名为中风。(2) 太阳病,或已发热,或未发热,必恶寒,体痛,呕逆,脉阴阳俱紧者,名为伤寒。(3) 太阳病,发热而渴,不恶寒者,为温病。(6) 病有发热恶寒者,发于阳也;无热恶寒者,发于阴也。发于阳,七日愈。发于阴,六日愈。以阳数七、阴数六故也。(7) 病人身大热,反欲得衣者,热在皮肤,寒在骨髓也;身大寒,反不欲近衣者,寒在皮肤,热在骨髓也。(11) 太阳中风,阳浮而阴弱,阳浮者,热自发,阴弱者,汗自出,啬啬恶寒,淅淅恶风,翕翕发热,鼻鸣干呕者,桂枝汤主之。(12) 太阳病,头痛,发热,汗出,恶风,桂枝汤主之。(13) 太阳病,项背强几几,反汗出恶风者,桂枝加葛根汤主之。(14) 太阳病三日,已发汗,若吐、若下、若温针,仍不解者,此为坏病,桂枝不中与之也。观其脉证,知犯何逆,随证治之。桂枝本为解肌,若其人脉浮紧,发热汗不出者,不可与之也。常须识此,勿令误也。(16) 喘家,作桂枝汤,加厚朴杏子佳。(18) 太阳病,发汗,遂漏不止,其人恶风,小便难,四肢微急,难以屈伸者,桂枝加附子汤主之。(20) 太阳病,下之后,脉促胸满者,桂枝去芍药汤主之。(21) 若微恶寒者,桂枝去芍药加附子汤主之。(22)

续表

任务分组
② 太阳病，得之八九日，如疟状，发热恶寒，热多寒少，其人不呕，清便欲自可，一日二三度发。脉微缓者，为欲愈也；脉微而恶寒者，此阴阳俱虚，不可更发汗、更下、更吐也；面色反有热色者，未欲解也，以其不能得小汗出，身必痒，宜桂枝麻黄各半汤。（23） 服桂枝汤，大汗出，脉洪大者，与桂枝汤如前法。若形似疟，一日再发者，汗出必解，宜桂枝二麻黄一汤。（25） 服桂枝汤，大汗出后，大烦渴不解，脉洪大者，白虎加人参汤主之。（26） 太阳病，发热恶寒，热多寒少，脉微弱者，此无阳也，不可发汗。宜桂枝二越婢一汤。（27） 服桂枝汤，或下之，仍头项强痛，翕翕发热，无汗，心下满微痛，小便不利者，桂枝去桂加茯苓白术汤主之。（28） 太阳病，项背强几几，无汗恶风，葛根汤主之。（31） 太阳与阳明合病者，必自下利，葛根汤主之。（32） 太阳与阳明合病，不下利但呕者，葛根加半夏汤主之。（33） 太阳病，桂枝证，医反下之，利遂不止。脉促者，表未解也；喘而汗出者，葛根黄芩黄连汤主之。（34） 太阳病，头痛发热，身疼腰痛，骨节疼痛，恶风无汗而喘者，麻黄汤主之。（35） 太阳中风，脉浮紧，发热恶寒，身疼痛，不汗出而烦躁者，大青龙汤主之。若脉微弱，汗出恶风者，不可服之。服之则厥逆，筋惕肉瞤，此为逆也。（38）
③ 伤寒脉浮缓，身不疼但重，乍有轻时，无少阴证者，大青龙汤发之。（39） 伤寒表不解，心下有水气，干呕发热而咳，或渴，或利，或噎，或小便不利、少腹满，或喘者，小青龙汤主之。（40） 伤寒心下有水气，咳有微喘，发热不渴。服汤已渴者，此寒去欲解也。小青龙汤主之。（41） 太阳病，下之微喘者，表未解故也，桂枝加厚朴杏子汤主之。（43） 病常自汗出者，此为荣气和，荣气和者，外不谐，以卫气不共荣气谐和故尔。以荣行脉中，卫行脉外。复发其汗，荣卫则愈。宜桂枝汤。（53） 病人脏无他病，时发热自汗出而不愈者，此卫气不和也。先其时发汗则愈，宜桂枝汤。（54） 凡病若发汗、若吐、若下、若亡血、亡津液，阴阳自和者，必自愈。（58） 下之后，复发汗，昼日烦躁不得眠，夜而安静，不呕，不渴，无表证，脉沉微，身无大热者，干姜附子汤主之。（61） 发汗后，身疼痛，脉沉迟者，桂枝加芍药生姜各一两人参三两新加汤主之。（62） 发汗后，不可更行桂枝汤，汗出而喘，无大热者，可与麻黄杏仁甘草石膏汤。（63） 发汗过多，其人叉手自冒心，心下悸，欲得按者，桂枝甘草汤主之。（64） 发汗后，其人脐下悸者，欲作奔豚，茯苓桂枝甘草大枣汤主之。（65） 发汗后，腹胀满者，厚朴生姜半夏甘草人参汤主之。（66）
④ 伤寒若吐、若下后，心下逆满，气上冲胸，起则头眩，脉沉紧，发汗则动经，身为振振摇者，茯苓桂枝白术甘草汤主之。（67） 太阳病，发汗后，大汗出，胃中干，烦躁不得眠，欲得饮水者，少少与饮之，令胃气和则愈。若脉浮，小便不利，微热消渴者，五苓散主之。（71） 发汗后，水药不得入口为逆。若更发汗，必吐下不止。发汗吐下后，虚烦不得眠，若剧者，必反复颠倒，心中懊憹，栀子豉汤主之；若少气者，栀子甘草豉汤主之；若呕者，栀子生姜豉汤主之。（76） 太阳病发汗，汗出不解，其人仍发热，心下悸，头眩，身瞤动，振振欲擗地者，真武汤主之。（82） 伤寒，医下之，续得下利，清谷不止，身疼痛者，急当救里；后身疼痛，清便自调者，急当救表。救里宜四逆汤，救表宜桂枝汤。（91） 太阳病，发热汗出者，此为荣弱卫强，故使汗出，欲救邪风者，宜桂枝汤。（95） 伤寒五六日中风，往来寒热，胸胁苦满，嘿嘿不欲饮食，心烦喜呕，或胸中烦而不呕，或渴，或腹中痛，或胁下痞硬，或心下悸，小便不利，或不渴，身有微热，或咳者，小柴胡汤主之。（96） 伤寒，阳脉涩，阴脉弦，法当腹中急痛，先与小建中汤，不差者，小柴胡汤主之。（100）

条文记忆闪卡

续表

任务分组

⑤
太阳病，过经十余日，反二三下之，后四五日，柴胡证仍在者，先与小柴胡。呕不止，心下急，郁郁微烦者，为未解也，与大柴胡汤，下之则愈。（103）

太阳病不解，热结膀胱，其人如狂，血自下，下者愈。其外不解者，尚未可攻，当先解其外；外解已，但少腹急结者，乃可攻之，宜桃核承气汤。（106）

伤寒八九日，下之，胸满烦惊，小便不利，谵语，一身尽重，不可转侧者，柴胡加龙骨牡蛎汤主之。（107）

烧针令其汗，针处被寒，核起而赤者，必发奔豚。气从少腹上冲心者，灸其核上各一壮，与桂枝加桂汤更加桂二两也。（117）

太阳病六七日，表证仍在，脉微而沉，反不结胸，其人发狂者，以热在下焦，少腹当硬满，小便自利者，下血乃愈。所以然者，以太阳随经，瘀热在里故也。抵当汤主之。（124）

伤寒六七日，结胸热实，脉沉而紧，心下痛，按之石硬者，大陷胸汤主之。（135）

小结胸病，正在心下，按之则痛，脉浮滑者，小陷胸汤主之。（138）

伤寒六七日，发热微恶寒，肢节烦疼，微呕，心下支结，外证未去者，柴胡桂枝汤主之。（146）

伤寒五六日，已发汗而复下之，胸胁满微结，小便不利，渴而不呕，但头汗出，往来寒热，心烦者，此为未解也，柴胡桂枝干姜汤主之。（147）

⑥
伤寒五六日，呕而发热者，柴胡汤证具，而以他药下之，柴胡证仍在者，复与柴胡汤。此虽已下之，不为逆，必蒸蒸而振，却发热汗出而解。若心下满而硬痛者，此为结胸也，大陷胸汤主之。但满而不痛者，此为痞，柴胡不中与之，宜半夏泻心汤。（149）

心下痞，按之濡，其脉关上浮者，大黄黄连泻心汤主之。（154）

心下痞，而复恶寒汗出者，附子泻心汤主之。（155）

伤寒汗出解之后，胃中不和，心下痞硬，干噫食臭，胁下有水气，腹中雷鸣，下利者，生姜泻心汤主之。（157）

伤寒中风，医反下之，其人下利日数十行，谷不化，腹中雷鸣，心下痞硬而满，干呕心烦不得安。医见心下痞，谓病不尽，复下之，其痞益甚，此非结热，但以胃中虚，客气上逆，故使硬也。甘草泻心汤主之。（158）

伤寒发汗，若吐若下，解后，心下痞硬，噫气不除者，旋覆代赭汤主之。（161）

太阳病，外证未除，而数下之，遂协热而利，利下不止，心下痞硬，表里不解者，桂枝人参汤主之。（163）

伤寒若吐若下后，七八日不解，热结在里，表里俱热，时时恶风，大渴，舌上干燥而烦，欲饮水数升者，白虎加人参汤主之。（168）

太阳与少阳合病，自下利者，与黄芩汤；若呕者，黄芩加半夏生姜汤主之。（172）

伤寒胸中有热，胃中有邪气，腹中痛，欲呕吐者，黄连汤主之。（173）

⑦
伤寒脉结代，心动悸，炙甘草汤主之。（177）

阳明之为病，胃家实是也。（180）

问曰：阳明病外证云何？答曰：身热，汗自出，不恶寒，反恶热也。（182）

阳明病，脉迟，虽汗出不恶寒者，其身必重，短气腹满而喘，有潮热者，此外欲解，可攻里也。手足濈然汗出者，此大便已硬也，大承气汤主之；若汗多，微发热恶寒者，外未解也，其热不潮，未可与承气汤；若腹大满不通者，可与小承气汤，微和胃气，勿令至大泄下。（208）

阳明病，其人多汗，以津液外出，胃中燥，大便必硬，硬则谵语，小承气汤主之。若一服谵语止者，更莫复服。（213）

三阳合病，腹满身重，难以转侧，口不仁，面垢，谵语遗尿。发汗则谵语。下之则额上生汗，手足逆冷。若自汗出者，白虎汤主之。（219）

若脉浮发热，渴欲饮水，小便不利者，猪苓汤主之。（223）

阳明病，胁下硬满，不大便而呕，舌上白苔者，可与小柴胡汤，上焦得通，津液得下，胃气因和，身濈然汗出而解。（230）

阳明病，发热汗出者，此为热越，不能发黄也。但头汗出，身无汗，剂颈而还，小便不利，渴引水浆者，此为瘀热在里，身必发黄，茵陈蒿汤主之。（236）

阳明证，其人喜忘者，必有蓄血。所以然者，本有久瘀血，故令喜忘。屎虽硬，大便反易，其色必黑者，宜抵当汤下之。（237）

条文记忆闪卡

续表

任务分组

| ⑧ | 食谷欲呕，属阳明也，吴茱萸汤主之。得汤反剧者，属上焦也。（243）
跌阳脉浮而涩，浮则胃气强，涩则小便数，浮涩相搏，大便则硬，其脾为约，麻子仁丸主之。（247）
太阳病三日，发汗不解，蒸蒸发热者，属胃也，调胃承气汤主之。（248）
伤寒吐后，腹胀满者，与调胃承气汤。（249）
伤寒六七日，目中不了了，睛不和，无表里证，大便难，身微热者，此为实也，急下之，宜大承气汤。（252）
阳明病，发热汗多者，急下之，宜大承气汤。（253）
发汗不解，腹满痛者，急下之，宜大承气汤。（254）
伤寒发汗已，身目为黄，所以然者，以寒湿在里不解故也。以为不可下也，于寒湿中求之。（259）
伤寒七八日，身黄如橘子色，小便不利，腹微满者，茵陈蒿汤主之。（260）
伤寒瘀热在里，身必黄，麻黄连轺赤小豆汤主之。（262）
少阳之为病，口苦，咽干，目眩也。（263）
伤寒，脉弦细，头痛发热者，属少阳。少阳不可发汗，发汗则谵语，此属胃。胃和则愈，胃不和，烦而悸。（265）
太阴之为病，腹满而吐，食不下，自利益甚，时腹自痛。若下之，必胸下结硬。（273）
自利不渴者，属太阴，以其脏有寒故也，当温之。宜服四逆辈。（277）
本太阳病，医反下之，因而腹满时痛者，属太阴也，桂枝加芍药汤主之；大实痛者，桂枝加大黄汤主之。（279） |

| ⑨ | 少阴之为病，脉微细，但欲寐也。（281）
少阴病，欲吐不吐，心烦，但欲寐。五六日自利而渴者，属少阴也，虚故引水自救，若小便色白者，少阴病形悉具，小便白者，以下焦虚有寒，不能制水，故令色白也。（282）
少阴病，始得之，反发热，脉沉者，麻黄细辛附子汤主之。（301）
少阴病，得之二三日，麻黄附子甘草汤微发汗。以二三日无证，故微发汗也。（302）
少阴病，得之二三日以上，心中烦，不得卧，黄连阿胶汤主之。（303）
少阴病，得之一二日，口中和，其背恶寒者，当灸之，附子汤主之。（304）
少阴病，身体痛，手足寒，骨节痛，脉沉者，附子汤主之。（305）
少阴病，下利便脓血者，桃花汤主之。（306）
少阴病，二三日至四五日，腹痛，小便不利，下利不止，便脓血者，桃花汤主之。（307）
少阴病，吐利，手足逆冷，烦躁欲死者，吴茱萸汤主之。（309）
少阴病，下利，白通汤主之。（314）
少阴病，二三日不已，至四五日，腹痛，小便不利，四肢沉重疼痛，自下利者，此为有水气。其人或咳，或小便利，或下利，或呕者，真武汤主之。（316）
少阴病，下利清谷，里寒外热，手足厥逆，脉微欲绝，身反不恶寒，其人面色赤，或腹痛，或干呕，或咽痛，或利止脉不出者，通脉四逆汤主之。（317） |

| ⑩ | 少阴病，四逆，其人或咳，或悸，或小便不利，或腹中痛，或泄利下重者，四逆散主之。（318）
少阴病，下利六七日，咳而呕渴，心烦不得眠者，猪苓汤主之。（319）
少阴病，脉沉者，急温之，宜四逆汤。（323）
厥阴之为病，消渴，气上撞心，心中疼热，饥而不欲食，食则吐蛔，下之利不止。（326）
凡厥者，阴阳气不相顺接，便为厥。厥者，手足逆冷者是也。（337）
伤寒脉微而厥，至七八日肤冷，其人躁无暂安时者，此为脏厥，非蛔厥也。蛔厥者，其人当吐蛔。今病者静，而复时烦者，此为脏厥。蛔上入其膈，故烦，须臾复止，得食而呕，又烦者，蛔闻食臭出，其人常自吐蛔。蛔厥者，乌梅丸主之。又主久利。（338）
伤寒脉滑而厥者，里有热，白虎汤主之。（350）
手足厥寒，脉细欲绝者，当归四逆汤主之。（351）
大汗出，热不去，内拘急，四肢疼，又下利厥逆而恶寒者，四逆汤主之。（353）
热利下重者，白头翁汤主之。（371）
干呕吐涎沫，头痛者，吴茱萸汤主之。（378）
呕而发热者，小柴胡汤主之。（379）
恶寒脉微而复利，利止亡血也，四逆加人参汤主之。（385）
霍乱，头痛发热，身疼痛，热多欲饮水者，五苓散主之；寒多不用水者，理中丸主之。（386）
伤寒解后，虚羸少气，气逆欲吐，竹叶石膏汤主之。（397） |

条文记忆闪卡

任务日程

学习/复习时间	第1天 月　日	第2天 月　日	第3天 月　日	第4天 月　日	第5天 月　日	第6天 月　日	第7天 月　日
早	①	②	③	④	⑤	⑥	⑦
晚	①	①②	②③	①③④	②④⑤	③⑤⑥	④⑥⑦

学习/复习时间	第8天 月　日	第9天 月　日	第10天 月　日	第11天 月　日	第12天 月　日	第13天 月　日	第14天 月　日
早	①⑧	②⑨	③⑩	④	⑤	⑥	⑦
晚	⑤⑦⑧	⑥⑧⑨	⑦⑨⑩	⑧⑩	⑨	⑩	

学习/复习时间	第15天 月　日	第16天 月　日	第17天 月　日	第18天 月　日	第19天 月　日	第20天 月　日	第21天 月　日
早	①⑧	②⑨	③⑩	④	⑤	⑥	⑦

学习/复习时间	第22天 月　日	第23天 月　日	第24天 月　日	第25天 月　日	第26天 月　日	第27天 月　日	第28天 月　日
早	⑧	⑨	⑩				

学习/复习时间	第29天 月　日	第30天 月　日	第31天 月　日	第32天 月　日	第33天 月　日	第34天 月　日	第35天 月　日
早		①	②	③	④	⑤	⑥

学习/复习时间	第36天 月　日	第37天 月　日	第38天 月　日	第39天 月　日			
早	⑦	⑧	⑨	⑩			

条文记忆闪卡

本部分以闪卡的形式编写，请根据要求填写相应原文。

一、默写六经病提纲证

太阳病提纲证：_____

_____

阳明病提纲证：_____

_____

少阳病提纲证：_____

_____

太阴病提纲证：_____

_____

少阴病提纲证：_____

_____

厥阴病提纲证：_____

_____

二、默写太阳中风表虚证及其兼证的相关原文

太阳中风分类提纲：_____

_____

桂枝汤证：_____

_____

_____

_____

_____

条文记忆闪卡

桂枝加葛根汤证：_____

_____

桂枝加厚朴杏子汤证：_____

_____

_____

桂枝加附子汤证：_____

_____

_____

桂枝去芍药汤证、桂枝去芍药加附子汤证：_____

_____

_____

桂枝加芍药生姜各一两人参三两新加汤证：_____

_____

_____

三、默写太阳伤寒表实证及其兼证的原文

太阳伤寒分类提纲：_____

_____

麻黄汤证：_____

_____

葛根汤证、葛根加半夏汤证：_____

_____

大青龙汤证：_____

_____

小青龙汤证：_____

_____

条文记忆闪卡

四、默写表郁轻证原文

桂枝麻黄各半汤证：_____

_____

桂枝二麻黄一汤证：_____

_____

桂枝二越婢一汤证：_____

_____

五、默写太阳蓄水证和太阳蓄血证的原文

五苓散证：_____

_____

桃核承气汤证：_____

_____

抵当汤证（含阳明蓄血证）：_____

_____

六、默写太阳病变证辨治纲要

变证处理原则：_____

_____

辨寒热真假：_____

_____

辨表里先后：_____

_____

条文记忆闪卡

七、默写太阳病变证诸热证

栀子豉汤证、栀子甘草豉汤证、栀子生姜豉汤证：

麻黄杏仁甘草石膏汤证：

葛根黄芩黄连汤证：

八、默写太阳病变证诸虚证

桂枝甘草汤证：

桂枝加桂汤证：

厚朴生姜半夏甘草人参汤证：

干姜附子汤证：

炙甘草汤证：

九、默写太阳病变证水气诸证

茯苓桂枝甘草大枣汤证：_____

_____

茯苓桂枝白术甘草汤证：_____

_____

桂枝去桂加茯苓白术汤证：_____

_____

十、默写太阳病变证结胸证与痞证

大结胸证：_____

_____

小结胸证：_____

_____

热痞 – 大黄黄连泻心汤证、附子泻心汤证：_____

_____

半夏泻心汤证：_____

_____

生姜泻心汤证：_____

_____

甘草泻心汤证：_____

_____

旋覆代赭汤证：_____

_____

十一、默写阳明病本证的原文

阳明病外证：_____

_____

白虎汤证：_____

_____

白虎加人参汤证：_____

_____

猪苓汤证：_____

_____

调胃承气汤：_____

_____

小承气汤、大承气汤：_____

_____

阳明三急下证：_____

_____

麻子仁丸证：_____

_____

十二、默写阳明变证的原文

发黄 – 茵陈蒿汤证：_____

_____

发黄 – 麻黄连轺赤小豆汤证：_____

_____

抵当汤证：_____

_____

十三、默写少阳病本证及兼证的原文

小柴胡汤证：_____

_____

柴胡桂枝汤证：_____

_____

大柴胡汤证：_____

_____

柴胡桂枝干姜汤证：_____

_____

柴胡加龙骨牡蛎汤证：_____

_____

黄芩汤证、黄芩加半夏生姜汤证：_____

_____

十四、默写太阴病及其兼证的原文

四逆辈证：_____

_____

寒湿发黄证：_____

_____

桂枝人参汤证：_____

_____

桂枝加芍药汤证、桂枝加大黄汤证：_____

_____

十五、默写少阴寒化诸证的原文

四逆汤证：_____

_____

通脉四逆汤证：_____

_____

白通汤证：_____

_____

附子汤证：_____

_____

真武汤证：_____

_____

桃花汤证：_____

_____

十六、默写少阴热化证、阳郁证、兼变证的原文

黄连阿胶汤证：_____

_____

猪苓汤证：_____

_____

四逆散证：_____

_____

麻黄细辛附子汤证：_____

_____

麻黄附子甘草汤证：_____

_____

十七、默写厥阴病本证诸证的原文

乌梅丸证：_____

_____

当归四逆汤证：_____

_____

吴茱萸汤证（阳明、少阴、厥阴三条）_____

_____

白头翁汤证：_____

_____

条文记忆闪卡

十八、根据以下原文序号默写原文

1 _____
_____
_____
_____

2 _____
_____
_____
_____

3 _____
_____
_____
_____

7 _____
_____
_____
_____

12 _____
_____
_____

13 _____
_____
_____

条文记忆闪卡

35 _____

_____

_____

_____

38 _____

_____

_____

_____

40 _____

_____

_____

_____

53 _____

_____

_____

_____

54 _____

_____

_____

_____

96 _____

_____

_____

_____

条文记忆闪卡

100

135

138

177

180

182

条文记忆闪卡

219 _____

263 _____

273 _____

277 _____

281 _____

301 _____

条文记忆闪卡

303 _____

_____

_____

_____

326 _____

_____

_____

_____

337 _____

_____

_____

_____

350 _____

_____

_____

_____

351 _____

_____

_____

_____

397 _____

_____

_____

_____

条文记忆闪卡

39 天背诵打卡计划（《金匮要略》）

使用方法：

　　本计划根据学习过程的艾宾浩斯遗忘曲线进行设计，分别在学习的第 1、2、4、8、15、30 天进行复习，使记忆保持在最佳状态。

　　在"任务分组"中将当前需要背诵的原文分为了 10 组，自背诵起始之日起，将每日日期填入"完成情况"表中，并根据表中要求完成当天任务。

任务分组
① 问曰：上工治未病，何也? 师曰：夫治未病者，见肝之病，知肝传脾，当先实脾，四季脾王不受邪，即勿补之。中工不晓相传，见肝之病，不解实脾，惟治肝也。 夫肝之病，补用酸，助用焦苦，益用甘味之药调之。酸入肝，焦苦入心，甘入脾。脾能伤肾，肾气微弱，则水不行；水不行，则心火气盛，则伤肺；肺被伤，则金气不行；金气不行，则肝气盛，则肝自愈。此治肝补脾之要妙也。肝虚则用此法，实则不在用之。经曰：虚虚实实，补不足，损有余，是其义也。余脏准此。（1-1） 夫人禀五常，因风气而生长，风气虽能生万物，亦能害万物，如水能浮舟，亦能覆舟。若五脏元真通畅，人即安和，客气邪风，中人多死。千般疢难，不越三条：一者，经络受邪，入脏腑，为内所因也；二者，四肢九窍，血脉相传，壅塞不通，为外皮肤所中也；三者，房室、金刃、虫兽所伤。以此详之，病由都尽。 若人能养慎，不令邪风干忤经络，适中经络，未流传脏腑，即医治之，四肢才觉重滞，即导引、吐纳、针灸、膏摩，勿令九窍闭塞；更能无犯王法，禽兽灾伤，房室勿令竭乏，服食节其冷、热、苦、酸、辛、甘，不遗形体有衰，病则无由入其腠理。腠者，是三焦通会元真之处，为血气所注；理者，是皮肤脏腑之纹理也。（1-2）
② 问曰：病有急当救里救表者，何谓也? 师曰：病，医下之，续得下利清谷不止，身体疼痛者，急当救里；后身体疼痛，清便自调者，急当救表也。（1-14） 夫病痼疾加以卒病，当先治其卒病，后乃治其痼疾也。（1-15） 夫诸病在脏，欲攻之，当随其所得而攻之。如渴者，与猪苓汤。余皆仿此。（1-17） 太阳病，发热无汗，反恶寒者，名曰刚痉。（2-1） 太阳病，发热汗出，而不恶寒，名曰柔痉。（2-2） 太阳病，其证备，身体强，几几然，脉反沉迟，此为痉，瓜蒌桂枝汤主之。（2-11） 太阳病，关节疼痛而烦，脉沉而细者，此名湿痹。湿痹之候，小便不利，大便反快，但当利其小便。（2-14） 风湿相搏，一身尽疼痛，法当汗出而解，值天阴雨不止，医云此可发汗，汗之病不愈者，何也? 盖发其汗，汗大出者，但风气去，湿气在，是故不愈也。若治风湿者，发其汗，但微微似欲出汗者，风湿俱去也。（2-18） 湿家身烦疼，可与麻黄加术汤发其汗为宜，慎不可以火攻之。（2-20） 病者一身尽疼，发热，日晡所剧者，名风湿。此病伤于汗出当风，或久伤取冷所致也，可与麻黄杏仁薏苡甘草汤。（2-21） 风湿，脉浮，身重，汗出，恶风者，防己黄芪汤主之。（2-22） 伤寒八九日，风湿相搏，身体疼烦，不能自转侧，不呕不渴，脉浮虚而涩者，桂枝附子汤主之；若大便坚，小便自利者，去桂加白术汤主之。（2-23）

续表

任务分组

③
论曰:百合病者,百脉一宗,悉致其病也。意欲食复不能食,常默默,欲卧不能卧,欲行不能行,饮食或有美时,或有不用闻食臭时,如寒无寒,如热无热,口苦,小便赤,诸药不能治,得药则剧吐利,如有神灵者,身形如和,其脉微数。(3-1)
百合病,不经吐、下、发汗,病形如初者,百合地黄汤主之。(3-5)
狐惑之为病,状如伤寒,默默欲眠,目不得闭,卧起不安。蚀于喉为惑,蚀于阴为狐。不欲饮食,恶闻食臭,其面目乍赤、乍黑、乍白。蚀于上部则声喝,甘草泻心汤主之。(3-10)
病疟,以月一日发,当以十五日愈;设不差,当月尽解;如其不差,当云何?师曰:此结为癥瘕,名曰疟母,急治之,宜鳖甲煎丸。(4-2)
邪在于络,肌肤不仁;邪在于经,即重不胜;邪入于腑,即不识人;邪入于脏,舌即难言,口吐涎。(5-2)
诸肢节疼痛,身体魁羸,脚肿如脱,头眩短气,温温欲吐,桂枝芍药知母汤主之。(5-8)
病历节不可屈伸,疼痛,乌头汤主之。(5-10)
血痹阴阳俱微,寸口关上微,尺中小紧,外证身体不仁,如风痹状,黄芪桂枝五物汤主之。(6-2)
夫男子平人,脉大为劳,极虚亦为劳。(6-3)
夫失精家,少腹弦急,阴头寒,目眩一作目眶痛发落,脉极虚芤迟,为清谷、亡血、失精。脉得诸芤动微紧,男子失精,女子梦交,桂枝加龙骨牡蛎汤主之。(6-8)

④
虚劳里急,悸,衄,腹中痛,梦失精,四肢酸疼,手足烦热,咽干口燥,小建中汤主之。(6-13)
虚劳腰痛,少腹拘急,小便不利者,八味肾气丸主之。(6-15)
虚劳诸不足,风气百疾,薯蓣丸主之。(6-16)
虚劳虚烦不得眠,酸枣仁汤主之。(6-17)
五劳虚极羸瘦,腹满不能饮食,食伤、忧伤、饮伤、房室伤、饥伤、劳伤、经络营卫气伤,内有干血,肌肤甲错,两目黯黑。缓中补虚,大黄䗪虫丸主之。(6-18)
肺痿吐涎沫而不咳者,其人不渴,必遗尿,小便数,所以然者,以上虚不能制下故也。此为肺中冷,必眩,多涎唾,甘草干姜汤以温之。若服汤已渴者,属消渴。(7-5)
咳而上气,喉中水鸡声,射干麻黄汤主之。(7-6)
大逆上气,咽喉不利,止逆下气者,麦门冬汤主之。(7-10)
肺痈,喘不得卧,葶苈大枣泻肺汤主之。(7-11)
咳而上气,此为肺胀,其人喘,目如脱状,脉浮大者,越婢加半夏汤主之。(7-13)
肺胀,咳而上气,烦躁而喘,脉浮者,心下有水,小青龙加石膏汤主之。(7-14)
《千金》苇茎汤:治咳有微热,烦满,胸中甲错,是为肺痈。(7 附)
师曰:病有奔豚,有吐脓,有惊怖,有火邪,此四部病,皆从惊发得之。师曰:奔豚病,从少腹起,上冲咽喉,发作欲死,复还止,皆从惊恐得之。(8-1)
奔豚气上冲胸,腹痛,往来寒热,奔豚汤主之。(8-2)

⑤
师曰:夫脉当取太过不及,阳微阴弦,即胸痹而痛,所以然者,责其极虚也。今阳虚知在上焦,所以胸痹、心痛者,以其阴弦故也。(9-1)
胸痹之病,喘息咳唾,胸背痛,短气,寸口脉沉而迟,关上小紧数,瓜蒌薤白白酒汤主之。(9-3)
胸痹不得卧,心痛彻背者,瓜蒌薤白半夏汤主之。(9-4)
胸痹心中痞,留气结在胸,胸满,胁下逆抢心,枳实薤白桂枝汤主之;人参汤亦主之。(9-5)
胸痹缓急者,薏苡附子散主之。(9-7)
心痛彻背,背痛彻心,乌头赤石脂丸主之。(9-9)
病腹满,发热十日,脉浮而数,饮食如故,厚朴七物汤主之。(10-9)
腹中寒气,雷鸣切痛,胸胁逆满,呕吐,附子粳米汤主之。(10-10)
痛而闭者,厚朴三物汤主之。(10-11)
按之心下满痛者,此为实也,当下之,宜大柴胡汤。(10-12)
心胸中大寒痛,呕不能饮食,腹中寒,上冲皮起,出见有头足,上下痛而不可触近,大建中汤主之。(10-14)
胁下偏痛,发热,其脉紧弦,此寒也,以温药下之,宜大黄附子汤。(10-15)
寒疝腹中痛,及胁痛里急者,当归生姜羊肉汤主之。(10-18)
肝着,其人常欲蹈其胸上,先未苦时,但欲饮热,旋覆花汤主之。(11-7)
肾着之病,其人身体重,腰中冷,如坐水中,形如水状,反不渴,小便自利,饮食如故,病属下焦,身劳汗出,衣里冷湿,久久得之,腰以下冷痛,腹重如带五千钱,甘姜苓术汤主之。(11-16)

条文记忆闪卡

任务分组

⑥
问曰：夫饮有四，何谓也？师曰：有痰饮，有悬饮，有溢饮，有支饮。（12-1）
问曰：四饮何以为异？师曰：其人素盛今瘦，水走肠间，沥沥有声，谓之痰饮；饮后水流在胁下，咳唾引痛，谓之悬饮；饮水流行，归于四肢，当汗出而不汗出，身体疼重，谓之溢饮；咳逆倚息，短气不得卧，其形如肿，谓之支饮。（12-2）
病痰饮者，当以温药和之。（12-15）
心下有痰饮，胸胁支满，目眩，苓桂术甘汤主之。（12-16）
病者脉伏，其人欲自利，利反快，虽利，心下续坚满，此为留饮欲去故也，甘遂半夏汤主之。（12-18）
病悬饮者，十枣汤主之。（12-22）
病溢饮者，当发其汗，大青龙汤主之，小青龙汤亦主之。（12-23）
膈间支饮，其人喘满，心下痞坚，面色黧黑，其脉沉紧，得之数十日，医吐下之不愈，木防己汤主之。虚者即愈；实者三日复发，复与不愈者，宜木防己汤去石膏加茯苓芒硝汤主之。（12-24）
心下有支饮，其人苦冒眩，泽泻汤主之。（12-25）
支饮胸满者，厚朴大黄汤主之。（12-26）
腹满，口舌干燥，此肠间有水气，己椒苈黄丸主之。（12-29）
男子消渴，小便反多，以饮一斗，小便一斗，肾气丸主之。（13-3）
小便不利者，有水气，其人若渴，瓜蒌瞿麦丸主之。（13-10）
小便不利，蒲灰散主之；滑石白鱼散、茯苓戎盐汤并主之。（13-11）
渴欲饮水，口干舌燥者，白虎加人参汤主之。（13-12）

⑦
师曰：病有风水、有皮水、有正水、有石水、有黄汗。风水，其脉自浮，外证骨节疼痛，恶风；皮水，其脉亦浮，外证胕肿，按之没指，不恶风，其腹如鼓，不渴，当发其汗。正水，其脉沉迟，外证自喘；石水，其脉自沉，外证腹满不喘。黄汗，其脉沉迟，身发热，胸满，四肢头面肿，久不愈，必致痈脓。（14-1）
里水者，一身面目黄肿，其脉沉，小便不利，故令病水。假如小便自利，此亡津液，故令渴也。越婢加术汤主之。（14-5）
脉得诸沉，当责有水，身体肿重。水病脉出者死。（14-10）
师曰：诸有水者，腰以下肿，当利小便；腰以上肿，当发汗乃愈。（14-18）
风水，脉浮身重，汗出恶风者，防己黄芪汤主之。腹痛者加芍药。（14-22）
风水恶风，一身悉肿，脉浮不渴，续自汗出，无大热，越婢汤主之。（14-23）
皮水为病，四肢肿，水气在皮肤中，四肢聂聂动者，防己茯苓汤主之。（14-24）
里水，越婢加术汤主之；甘草麻黄汤亦主之。（14-25）
水之为病，其脉沉小，属少阴；浮者为风。无水虚胀者，为气。水，发其汗即已。脉沉者宜麻黄附子汤，浮者宜杏子汤。（14-26）
阴阳相得，其气乃行，大气一转，其气乃散。（14-30）

⑧
寸口脉浮而缓，浮则为风，缓则为痹。痹非中风，四肢苦烦，脾色必黄，瘀热以行。（15-1）
趺阳脉紧而数，数则为热，热则消谷，紧则为寒，食即为满。尺脉浮为伤肾，趺阳脉紧为伤脾。风寒相搏，食谷即眩，谷气不消，胃中苦浊，浊气下流，小便不通，阴被其寒，热流膀胱，身体尽黄，名曰谷疸。额上黑，微汗出，手足中热，薄暮即发，膀胱急，小便自利，名曰女劳疸，腹如水状不治。心中懊侬而热，不能食，时欲吐，名曰酒疸。（15-2）
谷疸之为病，寒热不食，食即头眩，心胸不安，久久发黄，为谷疸，茵陈蒿汤主之。（15-13）
酒黄疸，心中懊侬，或热痛，栀子大黄汤主之。（15-15）
诸病黄家，但利其小便；假令脉浮，当以汗解之，宜桂枝加黄芪汤主之。（15-16）
黄疸腹满，小便不利而赤，自汗出，此为表和里实，当下之，宜大黄硝石汤。（15-19）
病人胸满，唇痿舌青，口燥，但欲漱水不欲咽，无寒热，脉微大来迟，腹不满，其人言我满，为有瘀血。（16-10）
心下悸者，半夏麻黄丸主之。（16-13）
吐血不止者，柏叶汤主之。（16-14）
下血，先便后血，此远血也，黄土汤主之。（16-15）
下血，先血后便，此近血也，赤小豆当归散主之。（16-16）
心气不足，吐血，衄血，泻心汤主之。（16-17）

条文记忆闪卡

续表

任务分组
⑨ 跌阳脉浮而涩，浮则为虚，涩则伤脾，脾伤则不磨，朝食暮吐，暮食朝吐，宿谷不化，名曰胃反。脉紧而涩，其病难治。（17-5） 呕而肠鸣，心下痞者，半夏泻心汤主之。（17-10） 诸呕吐，谷不得下者，小半夏汤主之。（17-12） 胃反呕吐者，大半夏汤主之。（17-16） 食已即吐者，大黄甘草汤主之。（17-17） 干呕，吐逆，吐涎沫，半夏干姜散主之。（17-20） 病人胸中似喘不喘，似呕不呕，似哕不哕，彻心中愦愦然无奈者，生姜半夏汤主之。（17-21） 哕逆者，橘皮竹茹汤主之。（17-23） 肠痈之为病，其身甲错，腹皮急，按之濡，如肿状，腹无积聚，身无热，脉数，此为肠内有痈脓，薏苡附子败酱散主之。（18-3） 肠痈者，少腹肿痞，按之即痛如淋，小便自调，时时发热，自汗出，复恶寒。其脉迟紧者，脓未成，可下之，当有血。脉洪数者，脓已成，不可下也。大黄牡丹汤主之。（18-4） 妇人宿有癥病，经断未及三月，而得漏下不止，胎动在脐上者，为癥痼害。妊娠六月动者，前三月经水利时，胎也。下血者，后断三月，衃也。所以血不止者，其癥不去故也，当下其癥，桂枝茯苓丸主之。（20-2） 师曰：妇人有漏下者，有半产后因续下血都不绝者，有妊娠下血者。假令妊娠腹中痛，为胞阻，胶艾汤主之。（20-4） 妇人怀妊，腹中㽲痛，当归芍药散主之。（20-5）
⑩ 妊娠呕吐不止，干姜人参半夏丸主之。（20-6） 妊娠小便难，饮食如故，当归贝母苦参丸主之。（20-7） 妇人妊娠，宜常服当归散主之。（20-9） 问曰：新产妇人有三病，一者病痉，二者病郁冒，三者大便难，何谓也？师曰：新产血虚，多汗出，喜中风，故令病痉；亡血复汗，寒多，故令郁冒；亡津液，胃燥，故大便难。（21-1） 产后腹中㽲痛，当归生姜羊肉汤主之；并治腹中寒疝，虚劳不足。（21-4） 产后腹痛，烦满不得卧，枳实芍药散主之。（21-5） 师曰：产妇腹痛，法当以枳实芍药散，假令不愈者，此为腹中有干血着脐下，宜下瘀血汤主之。亦主经水不利。（21-6） 产后中风发热，面正赤，喘而头痛，竹叶汤主之。（21-9） 妇人乳中虚，烦乱呕逆，安中益气，竹皮大丸主之。（21-10） 妇人咽中如有炙脔，半夏厚朴汤主之。（22-5） 妇人脏躁，喜悲伤欲哭，象如神灵所作，数欠伸，甘麦大枣汤主之。（22-6） 妇人之病，因虚、积冷、结气，为诸经水断绝，至有历年，血寒积结，胞门寒伤，经络凝坚。（22-8） 问曰：妇人年五十所，病下利数十日不止，暮即发热，少腹里急，腹满，手掌烦热，唇口干燥，何也？师曰：此病属带下。何以故？曾经半产，瘀血在少腹不去。何以知之？其证唇口干燥，故知之，当以温经汤主之。（22-9） 妇人少腹满如敦状，小便微难而不渴，生后者，此为水与血并结在血室也，大黄甘遂汤主之。（22-13）

条文记忆闪卡

任务日程

学习/复习时间	第1天 月 日	第2天 月 日	第3天 月 日	第4天 月 日	第5天 月 日	第6天 月 日	第7天 月 日
早	①	②	③	④	⑤	⑥	⑦
晚	①	①②	②③	①③④	②④⑤	③⑤⑥	④⑥⑦

学习/复习时间	第8天 月 日	第9天 月 日	第10天 月 日	第11天 月 日	第12天 月 日	第13天 月 日	第14天 月 日
早	①⑧	②⑨	③⑩	④	⑤	⑥	⑦
晚	⑤⑦⑧	⑥⑧⑨	⑦⑨⑩	⑧⑩	⑨	⑩	

学习/复习时间	第15天 月 日	第16天 月 日	第17天 月 日	第18天 月 日	第19天 月 日	第20天 月 日	第21天 月 日
早	①⑧	②⑨	③⑩	④	⑤	⑥	⑦

学习/复习时间	第22天 月 日	第23天 月 日	第24天 月 日	第25天 月 日	第26天 月 日	第27天 月 日	第28天 月 日
早	⑧	⑨	⑩				

学习/复习时间	第29天 月 日	第30天 月 日	第31天 月 日	第32天 月 日	第33天 月 日	第34天 月 日	第35天 月 日
早		①	②	③	④	⑤	⑥

学习/复习时间	第36天 月 日	第37天 月 日	第38天 月 日	第39天 月 日			
早	⑦	⑧	⑨	⑩			

条文记忆闪卡

本部分以闪卡的形式编写，请根据要求填写相应原文。

一、默写脏腑经络先后病篇相关原文

虚实异治法则：

问曰：上工治未病，何也？师曰：_____

_____

_____

_____

发病、摄生及早期治疗原则：

夫人禀五常，_____

_____

_____

_____

表里同病治则：

问曰：病有急当救里救表者，何谓也？师曰：_____

_____

_____

_____

_____

痼疾加卒病治则：

夫病痼疾，加以卒病，_____

_____

_____

_____

审因论治：

夫诸病在脏，欲攻之，_____

_____

_____

_____

_____

条文记忆闪卡

二、默写痉湿暍病篇相关原文

刚痉与柔痉的分类及鉴别：_____

_____

_____

瓜蒌桂枝汤证：_____

_____

_____

湿病治法－利小便：_____

_____

_____

湿病治法－微发汗：_____

_____

_____

麻黄加术汤证：_____

_____

_____

麻黄杏仁薏苡甘草汤证：_____

_____

_____

防己黄芪汤证：_____

_____

_____

桂枝附子汤证、白术附子汤证：_____

_____

_____

三、默写百合狐蝨阴阳毒篇相关原文

百合病的病因病机与症候：_____

_____

_____

百合病 – 百合地黄汤证：_____

_____

_____

狐蝨病 – 甘草泻心汤证：_____

_____

_____

四、默写疟病篇相关原文

鳖甲煎丸证：_____

_____

_____

五、默写中风历节病篇相关原文

中风病 – 病位浅深辨证：_____

_____

_____

历节病 – 桂枝芍药知母汤证：_____

_____

_____

历节病 – 乌头汤证：_____

_____

_____

六、默写血痹虚劳病篇相关原文

血痹病 – 黄芪桂枝五物汤证：

虚劳病 – 脉象总纲：

虚劳病 – 虚劳失精证：

虚劳病 – 虚劳里急证：

虚劳病 – 虚劳腰痛证：

虚劳病 – 虚劳失眠证：

虚劳病 – 虚劳兼风气证：

虚劳病 – 虚劳干血证：

条文记忆闪卡

七、默写肺痿肺痈咳嗽上气篇相关原文

肺痿病 – 甘草干姜汤证：_____
_____
_____

肺痈病 – 葶苈大枣泻肺汤证：_____
_____
_____

肺痈病 –《千金》苇茎汤证：_____
_____
_____

咳嗽上气病 – 射干麻黄汤证：_____
_____
_____

咳嗽上气病 – 麦门冬汤证：_____
_____
_____

咳嗽上气病 – 越婢加半夏汤证：_____
_____
_____

咳嗽上气病 – 小青龙加石膏汤证：_____
_____
_____

八、默写奔豚气篇相关原文

奔豚病因与主症: _____

_____

_____

奔豚汤证: _____

_____

九、默写胸痹心痛短气病篇相关原文

胸痹脉象与病机: _____

_____

_____

瓜蒌薤白白酒汤证: _____

_____

_____

瓜蒌薤白半夏汤证: _____

_____

枳实薤白桂枝汤证、人参汤证: _____

_____

_____

薏苡附子散证: _____

_____

乌头赤石脂丸证: _____

_____

十、默写腹满寒疝宿食病篇相关原文

腹满病 – 厚朴七物汤证：_____

_____

腹满病 – 附子粳米汤证：_____

_____

腹满病 – 厚朴三物汤证：_____

_____

腹满病 – 大柴胡汤证：_____

_____

腹满病 – 大建中汤证：_____

_____

腹满病 – 大黄附子汤证：_____

_____

寒疝病 – 当归生姜羊肉汤证：_____

_____

十一、默写五脏风寒积聚病篇相关原文

肝着病：_____

_____

肾着病：_____

_____

条文记忆闪卡

十二、默写痰饮病篇相关原文

痰饮分类：_____

_____

四类痰饮主症：_____

_____

痰饮治则：_____

_____

苓桂术甘汤证：_____

_____

甘遂半夏汤证：_____

_____

十枣汤证：_____

_____

溢饮证治：_____

_____

木防己汤证、木防己汤去石膏加茯苓芒硝汤证：_____

_____

泽泻汤证：_____

_____

厚朴大黄汤证：_____

_____

己椒苈黄丸证：_____

_____

条文记忆闪卡

十三、默写消渴小便不利淋病篇相关原文

消渴病－肾气丸证：＿＿＿＿＿＿＿＿＿＿＿＿＿＿＿＿＿＿
＿＿＿＿＿＿＿＿＿＿＿＿＿＿＿＿＿＿＿＿＿＿＿＿＿＿＿＿＿
＿＿＿＿＿＿＿＿＿＿＿＿＿＿＿＿＿＿＿＿＿＿＿＿＿＿＿＿＿
＿＿＿＿＿＿＿＿＿＿＿＿＿＿＿＿＿＿＿＿＿＿＿＿＿＿＿＿＿
＿＿＿＿＿＿＿＿＿＿＿＿＿＿＿＿＿＿＿＿＿＿＿＿＿＿＿＿＿

消渴病－白虎加人参汤证：＿＿＿＿＿＿＿＿＿＿＿＿＿＿＿＿
＿＿＿＿＿＿＿＿＿＿＿＿＿＿＿＿＿＿＿＿＿＿＿＿＿＿＿＿＿
＿＿＿＿＿＿＿＿＿＿＿＿＿＿＿＿＿＿＿＿＿＿＿＿＿＿＿＿＿
＿＿＿＿＿＿＿＿＿＿＿＿＿＿＿＿＿＿＿＿＿＿＿＿＿＿＿＿＿
＿＿＿＿＿＿＿＿＿＿＿＿＿＿＿＿＿＿＿＿＿＿＿＿＿＿＿＿＿

小便不利病－瓜蒌瞿麦丸证：＿＿＿＿＿＿＿＿＿＿＿＿＿＿＿
＿＿＿＿＿＿＿＿＿＿＿＿＿＿＿＿＿＿＿＿＿＿＿＿＿＿＿＿＿
＿＿＿＿＿＿＿＿＿＿＿＿＿＿＿＿＿＿＿＿＿＿＿＿＿＿＿＿＿
＿＿＿＿＿＿＿＿＿＿＿＿＿＿＿＿＿＿＿＿＿＿＿＿＿＿＿＿＿
＿＿＿＿＿＿＿＿＿＿＿＿＿＿＿＿＿＿＿＿＿＿＿＿＿＿＿＿＿

小便不利三治方：＿＿＿＿＿＿＿＿＿＿＿＿＿＿＿＿＿＿＿＿
＿＿＿＿＿＿＿＿＿＿＿＿＿＿＿＿＿＿＿＿＿＿＿＿＿＿＿＿＿
＿＿＿＿＿＿＿＿＿＿＿＿＿＿＿＿＿＿＿＿＿＿＿＿＿＿＿＿＿
＿＿＿＿＿＿＿＿＿＿＿＿＿＿＿＿＿＿＿＿＿＿＿＿＿＿＿＿＿

十四、默写水气病篇相关原文

水气病分类与主症：_____

_____

_____

水气病脉证与预后：_____

_____

水气病治法：_____

_____

越婢加术汤证：_____

_____

_____

防己黄芪汤证：_____

_____

越婢汤证：_____

_____

_____

防己茯苓汤证：_____

_____

甘草麻黄汤证：_____

_____

_____

麻黄附子汤证：_____

_____

条文记忆闪卡

十五、默写黄疸病篇相关原文

湿热黄疸病机：_____

_____

_____

_____

黄疸病分类、病机与主症：_____

_____

_____

_____

茵陈蒿汤证：_____

_____

_____

_____

栀子大黄汤证：_____

_____

_____

_____

桂枝加黄芪汤证：_____

_____

_____

_____

大黄硝石汤证：_____

_____

_____

_____

条文记忆闪卡

十六、默写惊悸吐衄下血胸满瘀血病篇相关原文

惊悸病－半夏麻黄丸证：_____

_____

_____

_____

吐衄下血病－柏叶汤证：_____

_____

_____

_____

吐衄下血病－黄土汤证：_____

_____

_____

_____

吐衄下血病－赤小豆当归散证：_____

_____

_____

_____

吐衄下血病－泻心汤证：_____

_____

_____

_____

瘀血脉证：_____

_____

_____

_____

条文记忆闪卡

十七、默写呕吐哕下利病篇相关原文

呕吐病 – 虚寒胃反病机、脉症与预后：_____
_____
_____

呕吐病 – 虚寒胃反证治：_____
_____
_____

呕吐病 – 半夏泻心汤证：_____
_____
_____

呕吐病 – 小半夏汤证：_____
_____
_____

呕吐病 – 大黄甘草汤证：_____
_____
_____

呕吐病 – 半夏干姜散证：_____
_____

呕吐病 – 生姜半夏汤证：_____
_____
_____

胃虚有热哕病证治：_____
_____

十八、默写疮痈肠痈浸淫病篇相关原文

肠痈病 – 大黄牡丹汤证：＿＿＿＿＿＿＿＿＿＿＿＿＿＿＿＿

＿＿＿＿＿＿＿＿＿＿＿＿＿＿＿＿＿＿＿＿＿＿＿＿＿＿＿＿＿＿＿＿

＿＿＿＿＿＿＿＿＿＿＿＿＿＿＿＿＿＿＿＿＿＿＿＿＿＿＿＿＿＿＿＿

肠痈病 – 薏苡附子败酱散证：＿＿＿＿＿＿＿＿＿＿＿＿＿

＿＿＿＿＿＿＿＿＿＿＿＿＿＿＿＿＿＿＿＿＿＿＿＿＿＿＿＿＿＿＿＿

＿＿＿＿＿＿＿＿＿＿＿＿＿＿＿＿＿＿＿＿＿＿＿＿＿＿＿＿＿＿＿＿

十九、默写妇人妊娠病篇相关原文

桂枝茯苓丸证：＿＿＿＿＿＿＿＿＿＿＿＿＿＿＿＿＿＿＿＿＿

＿＿＿＿＿＿＿＿＿＿＿＿＿＿＿＿＿＿＿＿＿＿＿＿＿＿＿＿＿＿＿＿

＿＿＿＿＿＿＿＿＿＿＿＿＿＿＿＿＿＿＿＿＿＿＿＿＿＿＿＿＿＿＿＿

胶艾汤证：＿＿＿＿＿＿＿＿＿＿＿＿＿＿＿＿＿＿＿＿＿＿＿＿＿

＿＿＿＿＿＿＿＿＿＿＿＿＿＿＿＿＿＿＿＿＿＿＿＿＿＿＿＿＿＿＿＿

＿＿＿＿＿＿＿＿＿＿＿＿＿＿＿＿＿＿＿＿＿＿＿＿＿＿＿＿＿＿＿＿

当归芍药散证：＿＿＿＿＿＿＿＿＿＿＿＿＿＿＿＿＿＿＿＿＿＿

＿＿＿＿＿＿＿＿＿＿＿＿＿＿＿＿＿＿＿＿＿＿＿＿＿＿＿＿＿＿＿＿

干姜人参半夏丸证：＿＿＿＿＿＿＿＿＿＿＿＿＿＿＿＿＿＿＿

＿＿＿＿＿＿＿＿＿＿＿＿＿＿＿＿＿＿＿＿＿＿＿＿＿＿＿＿＿＿＿＿

当归贝母苦参丸证：＿＿＿＿＿＿＿＿＿＿＿＿＿＿＿＿＿＿＿

＿＿＿＿＿＿＿＿＿＿＿＿＿＿＿＿＿＿＿＿＿＿＿＿＿＿＿＿＿＿＿＿

当归散证：＿＿＿＿＿＿＿＿＿＿＿＿＿＿＿＿＿＿＿＿＿＿＿＿＿

＿＿＿＿＿＿＿＿＿＿＿＿＿＿＿＿＿＿＿＿＿＿＿＿＿＿＿＿＿＿＿＿

条文记忆闪卡

二十、默写妇人产后病篇相关原文

新产妇人三病及病机：＿＿＿＿＿＿＿＿＿＿＿＿＿＿＿＿＿

＿＿＿＿＿＿＿＿＿＿＿＿＿＿＿＿＿＿＿＿＿＿＿＿＿＿＿

＿＿＿＿＿＿＿＿＿＿＿＿＿＿＿＿＿＿＿＿＿＿＿＿＿＿＿

＿＿＿＿＿＿＿＿＿＿＿＿＿＿＿＿＿＿＿＿＿＿＿＿＿＿＿

当归生姜羊肉汤证：＿＿＿＿＿＿＿＿＿＿＿＿＿＿＿＿＿＿

＿＿＿＿＿＿＿＿＿＿＿＿＿＿＿＿＿＿＿＿＿＿＿＿＿＿＿

＿＿＿＿＿＿＿＿＿＿＿＿＿＿＿＿＿＿＿＿＿＿＿＿＿＿＿

＿＿＿＿＿＿＿＿＿＿＿＿＿＿＿＿＿＿＿＿＿＿＿＿＿＿＿

枳实芍药散证：＿＿＿＿＿＿＿＿＿＿＿＿＿＿＿＿＿＿＿＿

＿＿＿＿＿＿＿＿＿＿＿＿＿＿＿＿＿＿＿＿＿＿＿＿＿＿＿

＿＿＿＿＿＿＿＿＿＿＿＿＿＿＿＿＿＿＿＿＿＿＿＿＿＿＿

＿＿＿＿＿＿＿＿＿＿＿＿＿＿＿＿＿＿＿＿＿＿＿＿＿＿＿

下瘀血汤证：＿＿＿＿＿＿＿＿＿＿＿＿＿＿＿＿＿＿＿＿＿

＿＿＿＿＿＿＿＿＿＿＿＿＿＿＿＿＿＿＿＿＿＿＿＿＿＿＿

＿＿＿＿＿＿＿＿＿＿＿＿＿＿＿＿＿＿＿＿＿＿＿＿＿＿＿

＿＿＿＿＿＿＿＿＿＿＿＿＿＿＿＿＿＿＿＿＿＿＿＿＿＿＿

竹叶汤证：＿＿＿＿＿＿＿＿＿＿＿＿＿＿＿＿＿＿＿＿＿＿

＿＿＿＿＿＿＿＿＿＿＿＿＿＿＿＿＿＿＿＿＿＿＿＿＿＿＿

＿＿＿＿＿＿＿＿＿＿＿＿＿＿＿＿＿＿＿＿＿＿＿＿＿＿＿

＿＿＿＿＿＿＿＿＿＿＿＿＿＿＿＿＿＿＿＿＿＿＿＿＿＿＿

竹皮大丸证：＿＿＿＿＿＿＿＿＿＿＿＿＿＿＿＿＿＿＿＿＿

＿＿＿＿＿＿＿＿＿＿＿＿＿＿＿＿＿＿＿＿＿＿＿＿＿＿＿

＿＿＿＿＿＿＿＿＿＿＿＿＿＿＿＿＿＿＿＿＿＿＿＿＿＿＿

＿＿＿＿＿＿＿＿＿＿＿＿＿＿＿＿＿＿＿＿＿＿＿＿＿＿＿

条文记忆闪卡

二十一、默写妇人杂病篇相关原文

妇人病因总论：_____

_____

_____

_____

_____

半夏厚朴汤证：_____

_____

_____

_____

_____

甘麦大枣汤证：_____

_____

_____

_____

_____

温经汤证：_____

_____

_____

_____

_____

_____

大黄甘遂汤证：_____

_____

_____

_____

_____